中医名家讲堂系列图书

李培旭

良医十四讲

李培旭 华 琼 唐桂军 主编

U0302829

内 容 简 介

本书是以"李培旭名老中医药专家传承工作室"的讲座为基础,对讲座内容进行整理汇总而成。本书遵循良医成才规律和中医传承发展规律,围绕中医人才培养,系统整理了良医成才之路,总结了十位有代表性的中医医家的学历、经历、医学成就与现代运用,并对肾的生理与现代研究、肾与气机升降出入、兵法与中医等进行了深入论述。

本书是"李培旭名老中医药专家传承工作室"传承的重要文本,不仅可供名医工作室成员、中医研修班人员等参阅,还可供中医临床、教学、科研人员参阅,还可供中医肾病专业人员研修,且可作为中医药院校师生的临床参考书及热爱中医者的参考读物。

图书在版编目(CIP)数据

李培旭良医十四讲 / 李培旭,华琼,唐桂军主编.
—北京:科学出版社,2020.1
(中医名家讲堂系列图书)
ISBN 978-7-03-063326-2

Ⅰ.①李… Ⅱ.①李… ②华… ③唐… Ⅲ.①肾病(中医)-中医临床-经验-中国-现代 Ⅳ.①R256.5

中国版本图书馆 CIP 数据核字(2019)第 252364 号

责任编辑:陆纯燕 / 责任校对:谭宏宇
责任印制:黄晓鸣 / 封面设计:殷 靓

科 学 出 版 社 出版
北京东黄城根北街 16 号
邮政编码:100717
http://www.sciencep.com
南京展望文化发展有限公司排版
江苏句容市排印厂印刷
科学出版社发行 各地新华书店经销
*
2020 年 1 月第 一 版 开本:B5(720×1000)
2020 年 1 月第一次印刷 印张:12 3/4
字数:202 000
定价:80.00 元
(如有印装质量问题,我社负责调换)

编委会

主　编

李培旭　　华　琼　　唐桂军

副主编

李星锐　　李　博　　刘彦妍

刘　蕊　　于国俊　　任永朋

编　委（按姓氏笔画排序）

于国俊　　王　娇　　王　新

王苗苗　　冯惠娟　　任　伟

任永朋　　华　琼　　刘　蕊

刘彦妍　　安艳秋　　李　博

李星锐　　李培旭　　袁小飞

郭泉滢　　唐桂军　　潘玉颖

李培旭教授简介及学业经历

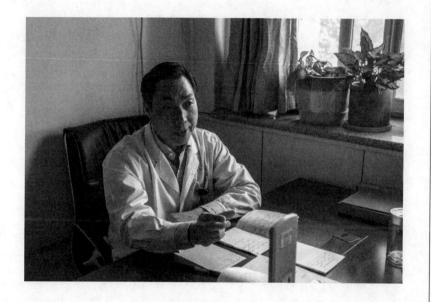

简　介

　　李培旭,男,医学硕士,主任医师,硕士研究生导师,1996年被河南省中医管理局评为"112人才学术带头人";2004年被国家中医药管理局评为"第一批全国优秀中医临床人才";2013年被评为"国家第五批名老中医";2014年经国家中医药管理局批准,建立"李培旭名老中医药专家传承工作室"。历任河南省中医药研究院院长助理、医政科长、心肾病区主任、肾病研究室主任;兼任河南省中西医结合学会肾病专业委员会主任委员;曾兼任中华中医药学会肾病分会委员、河南省中医药学会理事、河南省中医药学会肾病专业委员会副主任委员等职。发表学术论文 41 篇,编写著作 8 部。曾获河南省科学技术进步奖三等奖、河南省中医药科学技术成果奖一等奖、河南省中医药科学技术成果奖二等奖、河南省轻工业科学技术进步奖二等奖。

学业经历

1973 年高中毕业后,进武陟县卫校学习。

1974 年大封公社驾部村卫生室,任赤脚医生。

1976 年被推为工农兵学员,在焦作卫生学校中医班学习。

1978 年从焦作卫生学校毕业,以优异的成绩被分配到焦作市中医药学校任教。

1983 年被推荐到山东中医学院(现山东中医药大学)参加"全国中医学基础师资班学习"。

1984 年考取了陕西中医学院(现陕西中医药大学)伤寒大家和肾病学家杜雨茂教授的研究生,在校期间公开发表 7 篇学术论文。

1987 年研究生毕业后,被分配到河南省中医药研究院工作。

1990 年组织编写出版《中医肾病学》一书。

1992 年筹建了河南省中医药学会肾病专业委员会,任副主任委员,并参与组织召开了河南省首届中医肾病学术会议。

1994 年参与编写出版《中医病案书写指南》一书。

1996 年被推荐到上海中医药大学参加"全国中医院管理干部培训班学习",同年被河南省中医管理局确定为"112 人才学术带头人"。

1997 年组织编写出版《中医常见病证诊疗常规》一书。

1998 年筹建河南省中西医结合学会肾病专业委员会,任主任委员,并组织召开了首届河南省中西医结合肾病学术会议。

1998 年拜肾病大家、博士生导师叶传蕙教授为师，跟师临诊 3 个月。

1999 年晋升为主任医师。

2000 年组织编写出版《肾病诊疗全书》一书。

2002 年参与编写出版《中国历代名医名术》一书。

2004 年通过考试选拔，参加国家中医药管理局"全国优秀中医临床人才研修项目"。三年研修期满，考试合格，被国家中医药管理局授予"首批全国优秀中医临床人才"称号。

2005 年"肾衰灵胶囊治疗慢性肾衰的临床与实验研究"获河南省科学技术进步奖三等奖。

2006 年拜国医大师周仲瑛教授为师，跟师临诊 1 个月。

2011 年被推荐为河南中医学院硕士研究生导师。

2012 年经国家中医药管理局批准，成为第五批全国老中医药专家学术经验继承工作指导老师。

2014 年经国家中医药管理局批准，建立"李培旭名老中医药专家传承工作室"。

2016 年编著出版《李培旭肾病临证验方验案》一书。

2017 年主审出版《李培旭肾病临证辑要》一书。

自　序

　　中医学术数千年,代代传承惠众生。

　　程国彭云:"医岂易知乎哉!知其浅而不知其深,犹未知也,知其偏而不知其全,犹未知也。以卑鄙管窥之见,而自称神良,其差误殆有甚焉。"

　　国家名老中医工作室赋予的任务是传承中医,培养造就优秀的中医临床人才,加快中医高层次人才培养,创建中医优势学科。那么如何传承、培养?万丈高楼,惟依根基,遵循中医名医成才规律,遵循中医传承发展规律,溯本求源,精研经典,勤求古训,旁及诸家,博采众长,融汇新知,推陈出新,并跟师临证,夯实基础,积淀经验,终达博学多识、经验丰富、临证法活、疗效突显。

　　光阴荏苒,不觉吾已习医46载,纵观历程,虽不敢虚度时光、竞逐荣势、矜名计利,但仍深感学识不精、知之非博、方欠有功。感中医局之重托,接传承之重任,尽己所学,开传承讲座,不揣浅陋,汇集成册,名为《李培旭良医十四讲》。以其传布名医学术,旨在提高后学中医理论水平、开阔后学中医临证诊治思路、推进中医学术继承与发展,从而为培养造就新一代中医临床人才助一臂之力。愿与同道共裁之。

李培旭

2019年元月

前　言

　　中医伴随着中华民族的生存与发展已有数千年,为中华民族的繁衍生息、养生保健、防病治病、健康长寿做出了不朽的贡献。中医的思路和方法与西医不同。中医是在中国古代朴素的唯物论和自发的辩证法思想的指导下,通过长期的医疗实践,逐渐形成和发展起来的。中医源于实践,又反过来指导实践,承载着中华民族几千年来同疾病做斗争的经验总结。数千年来,中医学术能够持续发展,中医事业能够不断进步,中医理论与临证经验能够逐渐创新,关键就在于历代医家持续不断的传承。只有不断地把中医学术传承下去,才能持续地发挥中医学术作用,才能更好地创新和发展。

　　中医传承的形式,从隋代建立的"太医署",到宋代的"太医局",再到今天全国各地的"中医药院校",中医的专门教学机构一直在举办着;从古代自主的"师授""私淑""家传""自学",到今天经国家批准的"师授""家传""自学",中医传统的传承模式也一直在延续着。近些年来,国家对中医学术的传承更为重视,陆续实施了促进中医学术继承和发展的切实可行的重大举措。例如,全国名老中医药专家学术经验"师带徒"、全国优秀中医临床人才的选拔培养、全国名老中医药专家传承工作室的建设,以及中医药传承与创新"百千万"人才工程的建设等。这对培养优秀的中医药专业人才,加快中医高层次人才培养,提高中医中坚骨干临证诊治水平,创建国家中医优势学科,以及振兴中医、弘扬中医等都起到了积极的推进作用。

2014年"李培旭名老中医药专家传承工作室"批准建立。工作室以河南省中医药研究院为依托,由河南省中医药研究院肾病科全体医师、研究生和其他相关的医师、护师、科研人员等18人组成。

本书以工作室讲座为基础,对讲座内容进行整理汇总而成。全书分十四讲,包括良医之路、唐代"医学泰斗"孙思邈、宋代"名医进士"许叔微、金元寒凉派创始人刘完素、金元脾胃学派创始人李杲、明代"药圣"李时珍、明代温补学派代表张介宾、明代"医易同源"的倡导者孙一奎、清代温病学派奠基人叶桂、清代医学教育家陈念祖、清代中西医汇通派代表张锡纯、中医肾的生理及现代研究、论肾与升降出入、论兵法与中医等内容。本书旨在推进名医工作室建设,开拓中医临证思路,培养优秀中医临床人才,弘扬中医学术,推进中医学术继承与发展。

期望大家勤求古训,博采众长,夯实基础,开阔思路,提升医技,济世救人,创造出自己辉煌的中医人生,让中医药充分发挥更好的作用。书中如有疏漏,敬希同道斧正。

李培旭

2019 年元月

目　录

李培旭教授简介及学业经历

自序

前言

第 一 讲
良 医 之 路

"良"：好，良好，善良。《说文解字》曰："良，善也。""医"：医生。《说文解字》又曰："医，治病工也。"良医者，德高技良。良医者，是患者之幸、家庭之福。

一 历史上对良医的推崇和评价

"能使良医得蚤从事，则疾可已，身可活也"，这是汉代大儒司马迁在《史记·扁鹊仓公列传》中的一句话。这是针对春秋战国时期的医疗活动给患者的提醒，因为当时的医疗环境是不学无术的庸医多、巫医多。

《左传·定公三十年》曰："三折肱知为良医。"（《左传》实质上是一部独立撰写的史书。《左传》的作者是左丘明，现在一般人认为其是战国初年之作品）。其中"折肱"，是指折断手臂，喻失败。"三折肱"，言其多次失败。"三折肱知为良医"，是说经过多次失败，积累了丰富的经验、教训，才能成为良医。《楚辞》屈原吟："九折臂而成医兮，吾至今而知其信然。"这也是讲失败对于一个医生的成长所具有的特殊意义。

汉代王充《论衡·率性》曰："古贵良医者，能知笃剧之病所从生起，而以针药治而已之。"这是说古代良医能辨识危重疾病的本源，并运用针灸和中药治愈这些危重疾病。《论衡》是中国历史上东汉时期思想家王充的一部著作，是一部宣传无神论的檄文，是一部古代唯物主义的哲学文献，其在中国哲学史上具有划时代的意义。"衡"字本义是天平，《论衡》就是评定当时言论价值的天平。它的目的是"冀悟迷惑之心，使知虚实之分"。

张仲景从小嗜好医学，"博通群书，潜乐道术"。当他十岁时，就已读了许多书,特别是有关医学的书。何颙是张仲景同乡,何颙见到张仲景对其说:"君用思精而韵不高,后将为良医。"(《何颙别传》)后来,张仲景果真成了良医。何颙见曹操,感叹说:"汉室将亡,安天下者必此人也。"后来曹操果真统一了三国。何颙是谁? 何颙是南阳襄乡人,是三国时期袁绍门下的一位名士,有超强的远见卓识。

刘安《淮南子》曰:"良医者,常治无病之病,故无病;圣人者,常治无患之患,故无患也。"这是说良医强调未病先防,让其不发病;圣人强调预防灾难,让其避免灾难。《淮南子》又名《淮南鸿烈》,西汉初年淮南王刘安及门客李尚、苏飞等共同编著了《淮南子》。《汉书·艺文志》列《淮南子》为杂家,实际上,该书是以道家思想为指导,吸收诸子百家学说,融会贯通而成。

宋代范仲淹曰:"不为良相,愿为良医。"范仲淹有一次到祠堂求签,问以后能否当宰相,签词表明不可以。他又求了一签,祈祷说:"如果不能当宰相,愿意当良医",结果还是不行。于是他长叹说:"不能为百姓谋利造福,不是大丈夫一生该做的事。"后来,有人问他:"大丈夫立志当宰相,是理所当然的,您为什么又祈愿当良医呢? 这是不是有一点太卑微了?"范仲淹回答说:"怎么会呢? 有才学的大丈夫,固然期望能辅佐明君治理国家,造福天下,但宰相在全国只有那么几个,我当不了宰相,要实现利泽万民的心愿,就莫过于当良医。如果真成为技艺高超的好医生,上可以疗君亲之疾,下可以救贫贱之厄,中能保身长全。身在民间而依旧能利泽苍生的,除了良医,再也没有别的了。"

二 良医的三个重要条件(以张机为例)

张机,字仲景,南阳湟郡(今河南南阳邓县)人,东汉末年著名医学家,被称为医圣。张仲景与华佗是同一时代的人。这一时代是中医学发展的辉煌时期,也是中医学发展的一座里程碑。这一时代中医外科学、中医内科学、中医妇科学等已进入了鼎盛时期。这也是日本将中医学称为汉方医的缘由。

(一) 医德高尚

医德是作为医生的职业道德。其内容范围很广,如救死扶伤、忠于职守、爱岗敬业、精益求精、乐于奉献、文明行医、关爱患者、遵纪守法、廉洁自律等。

可以说没有良好的医德就不能成为良医。中医历史上的良医很多。每个良医都有各自的高尚医德。这里举两个例子来说明：一是张仲景"举孝廉"。"举孝廉"是汉代培养官吏预备人选的一种方法。它规定每二十万户中每年要推举孝廉一人，由朝廷任命官职。其要求被举之学子，除博学多才外，更须孝顺父母，行为清廉，故称为孝廉。张仲景任长沙太守（类似今天长沙市市长）期间坐堂免费为患者看病。张仲景当了官，仍不忘为百姓解除病痛。择定每月初一和十五两天，大开衙门，不问政事，让有病的百姓进来，挨个免费为群众诊治疾病，并且让衙役贴出告示，告诉老百姓这一消息。时间久了便形成了惯例。每逢农历初一和十五，他的衙门前便聚集了来自各方求医看病的百姓。一个人做一次好事并不难，难的是能一直这样做好事。后来人们就把坐在药铺里给人看病的医生，通称为"坐堂医生"，这就是用来纪念张仲景的。二是张仲景在长沙做官，在告老还乡的时候，正赶上那年冬天，寒风刺骨，很多人耳朵都冻烂了。回到家后，他研制了一个可以御寒的食疗方子，称为"祛寒娇耳汤"。他出资叫徒弟在南阳东关的一个空地搭了个棚子，支上大锅，为穷人舍药治病，开张的这天正是冬至，舍的药就是"祛寒娇耳汤"，分给每个穷人一碗。碗中两个"娇耳"和一碗汤。人们吃了"娇耳"，喝了汤，全身发暖，两耳生热，从此很少有人耳朵被冻伤了。"祛寒娇耳汤"用了什么药这么有效？汤是羊肉汤，"娇耳"是用羊肉、生姜、辣椒剁成馅，用面皮包成耳朵的样子，在羊肉汤中煮熟。其实这就是我们现在吃的饺子、扁食的原型。冬至吃饺子不会冻烂耳朵的习俗就是从此而来，一直流传到今天。

（二）医术精湛

一个良医仅有高尚的医德是不够的，必须有精湛的医术才可以为患者解除病痛。"良以技高为要，医以活人为务"，因此，要求为医者不能贪图名利，不能贪求虚荣，否则就成为张仲景批评的对象——"但竞逐荣势，企踵权豪，孜孜汲汲，惟名利是务"，当精研医术，提高医技。这样才能无愧于患者、无愧于职业、无愧于中医、无愧于历史。

张仲景经过多年的刻苦钻研和临床实践，医名大振，任长沙太守之前医术已经得到患者认可，在南阳已有名气。何颙在《襄阳府志》一书中曾赞叹说："仲景之术，精于伯祖。"张仲景的医术精湛源于他谦虚好学，他的一生拜过三位老师。

第一位老师是与他同郡的张伯祖。张伯祖当时是一位有名的医家,经他治疗过的患者,十有八九都能痊愈,他很受百姓尊重。张仲景跟他学医非常用心,无论是外出诊病、抄方抓药,还是上山采药、回家炮制,从不怕苦不怕累。张伯祖非常喜欢这个学生,把自己毕生行医积累的丰富经验,毫无保留地传授给他。张仲景是青出于蓝而胜于蓝。

　　第二位老师是湖北襄阳城里同济堂有位姓王的先生,他的绰号叫"王神仙"。张仲景带着行李,长途跋涉几百里,去拜王先生为师。由于张仲景当时在南阳已有名气,如实介绍恐怕王先生不收他为徒,所以他到襄阳同济堂的大门前,央求说:"我从河南来,生活没有着落,请贵店收留我当伙计吧!"王先生闻声从药店走出来,见张仲景年轻利落,就说:"好吧! 我这里缺人,就收你当个炮制药材的伙计吧!"从此,张仲景就在同济堂住下来。由于他聪明好学,药理纯熟,不但熟悉各种中草药的性能,而且炮制药材干得又快又好,没几天,就被王先生替换至药铺当司药。张仲景既管司药,又管看病,店里的人有个头疼发热,也来找他诊治,很快他就成了"二先生"。王先生看他确有能力,就让他做自己的帮手。在工作的过程中,王先生发现张仲景写的字很好,就叫张仲景改抄方,教他把脉看病。遇着疑难病症,他先行摸脉再叫张仲景摸,让张仲景明了病在哪里,怎样医治。张仲景把这些医理写在本子上,深深地记在心上,就这样度过了一年。一天,一个骑驴的老者,匆匆来到药店,说他儿子得了急症,请上王先生去他家看病。看后老者拿回个药方,来到药店取药。张仲景见药方内有毒药藤黄,知道患者肚内有虫,这味药是治虫的。但又见藤黄只开了五钱,就迟疑了一下,随后抓了药让老人家带走了。王先生回来后,就要到后院歇息,张仲景忙走上前道:"先生慢走! 患者很快还要来请的!"王先生惊奇道:"患者好啦,还来做什么?"张仲景说:"恕学生直言,藤黄能毒死人体内的虫,便要一两的量才行。先生只开五钱,只能把虫毒昏,等它返醒过来,会更凶恶。再用药也不灵了,只怕患者还有性命危险哩!"王先生听了,正在半信半疑,忽然那老者跑来,呼叫道:"王先生! 不得了啦! 我儿痛得死去活来,你快去看看吧!"王先生顿时慌了手脚。张仲景上前道:"先生,不管是吉是凶,学生冒昧,愿替先生走一趟!"张仲景到时,患者痛得在地上直打滚。张仲景一看就知道是虫在作怪。他掏出三寸银针,叫患者脱掉衣服,看准穴位,捻动手指。只听患者痛得"哎哟"一声,昏了过去。老者一看大惊失色。张仲景却说:"别害怕!"说罢患者呻吟两声,醒了过来。张仲景又开了剂泻药,虫被排出后,患者完全好了。王先生知道后,又惊又喜,问道:"二先生,你到底是什么人?"张仲景说:"我姓张名机字仲景,到这里拜师学医来啦!"王先生说:"哎哟哟,可不敢当!久闻大名!"张仲景治疗虫证是很有经验的,在当时社会,战争频繁,民不聊生,饥寒交迫,人患虫证的很多。这就有了《伤寒杂病论》厥阴病篇第一方——乌梅丸。实际上蛔厥病与伤寒六经病关系不是太大,只是在当时得虫证的人太多了,在伤寒后引发了蛔厥的缘故。

第三位老师是南阳名医沈槐。从前的郎中只把医术传给自己的子孙,一般都不外传。而沈槐七十多岁了,没有子女,整日惆怅后继无人,茶饭不思,夜不能寐,慢慢忧虑成疾。当地的郎中来给沈槐看病,都缩一头。老先生的病谁也看不好,越来越重了。张仲景知道后,就奔沈槐家来,待察看了病情,确诊是忧虑成疾,马上开了一个药方,用五谷杂粮面各一斤,做成丸,外边涂上朱砂,叫患者一顿食用。沈槐知道了,心里不觉好笑!他命家人把那五谷杂粮面做成的药丸,挂在屋檐下,逢人就指着这药丸把张仲景奚落一番。亲戚来看他时,他笑着说:"看!这是张仲景给我开的药方。谁见过五谷杂粮能医病?笑话!笑话!"朋友来看他时,他笑着说:"看!这是张仲景给我开的药方,谁一顿能吃五斤面,真滑稽!滑稽!"同行的郎中来看他时,他笑着说:"看!这是张仲景给我开的药方。我看几十年病,听都没听说过,嘻嘻!嘻嘻!"他一心只想这件事可笑,忧心多虑的事全抛脑后了,不知不觉病就好了。这时,张仲景来拜访他,说:"恭喜先生的病好了!学生斗胆在鲁班门前耍锛了。"沈槐一听恍然大悟,又佩服又惭愧。张仲景接着又说:"先生,我们做郎中的,就是为了给百姓造福,祛病延年,先生无子女,我们这些年轻人不都是你的子女吗?何愁后继无人?"沈槐听了,觉得很有道理,内心十分感动。从此,就把自己的医术全部传授给了张仲景。

这三个例子反映了张仲景谦虚好学的品行,体现了张仲景精研医术、提高医技的方法。尤其在他成名之后仍积极进取,不失时机地向其他医者学习,这难能可贵,也为他精湛的医术奠定了坚实的基础。

(三)业绩突出

业绩是多方面的,如有突出的医疗业绩(治疗的患者多,治愈的患者多,治愈的急、危、重、难症的患者多);有自己创立的疗效显著的治疗方法;有被同行专家认可的著作和学术观点等。历史上每个良医都有自己不同的业绩。张仲景的业绩概括起来主要有五个方面。

1. 弘扬了中医学术

古代封建社会,迷信巫术盛行,巫婆和妖道乘势兴起,坑害百姓,骗取钱财。张仲景对这些巫医、妖道非常痛恨。每次遇到他们装神弄鬼,误人性命,他就出面干预,理直气壮地和他们争辩,并用医疗实效来驳斥巫术迷信,奉劝人们相信医术。经过张仲景的努力,他周围的群众信巫的少了,信医的多了,从而弘扬了中医学术,造福了周围群众。

2. 确立了中医辨证论治基本法则

中医看病,都非常重视"辨证施治"。但在张仲景之前,尚未形成系统完整的一套临床方法。张仲景把自己积累的经验教训进行了科学的总结,确立了中医辨证论治的基本法则。这一法则把疾病发生、发展过程中所出现的各种症状,根据病邪入侵经络、脏腑的深浅程度,患者体质的强弱、正气的盛衰,以及病势的进退缓急和有无宿疾(其他旧病)等情况,加以综合分析,寻找发病的规律,以便确定不同情况下的治疗原则。这为临床上中医各科找出了诊疗的规律,成为指导后世医家临床实践的基本准绳。

3. 创立了伤寒六经辨治体系

建安年间,张仲景行医游历各地,亲眼看见了各种流行疫病给百姓带来的严重后果,借此张仲景将自己对伤寒多年的研究付诸实践,进一步丰富了自己的经验,充实和提高了理性认识。他经过数十年临床实践,发现和验证了伤寒六经的传变规律。他创造性地把外感热性病的所有症状,归纳为六个症候群(即六个层次)和八个辨证纲领,以六经(太阳、少阳、阳明、太阴、少阴、厥阴)来分析归纳疾病在发展过程中的演变和转归,以八纲(表里、寒热、虚实、阴阳)来辨别疾病的病位、病性、邪正消长和病证类别。这为中医诊疗外感热病提出了纲领性的法则。

4. 编写了《伤寒杂病论》

《伤寒杂病论》(即后世的《伤寒论》《金匮要略》)是集秦汉以来医药理论之大成,并广泛应用于医疗实践的专书。它是我国第一部理法方药较为完善,理论联系实际的古代临床著作,是我国第一部辨证论治的巨著,是我国第一部临床治疗学方面的巨著,也是继《黄帝内经》之后,又一部最有影响力的医学典籍。

5. 研制了一系列卓有成效的方剂

据统计,《伤寒杂病论》载方113个,《金匮要略》载方262个,除去重复,两书实收方剂269个。这些方剂均有严密而精妙的配伍,对于后世方剂学的发展,诸如药物配伍及加减变化的原则等都有着深远影响,而且一直为后世医家所推崇遵循。其中许多著名方剂在现代医疗保健中仍然发挥着巨大作用。例如,治疗乙型脑炎的白虎汤,治疗肺炎的麻黄杏仁石膏甘草汤,治疗急、慢性阑尾炎的大黄牡丹汤,治疗胆道蛔虫的乌梅丸,治疗痢疾的白头翁汤,治疗急性黄疸型肝炎的茵陈蒿汤,治疗心律不齐的炙甘草汤,治疗冠状动脉粥样硬化性心脏病(以下简称冠心病)、心绞痛的瓜蒌薤白白酒汤等,都是临床中常用的良方。此书在方药剂型上也勇于创新,种类之多,已大大超过了汉代以前的各种方书,有汤剂、丸剂、散剂、膏剂、酒剂、洗剂、浴剂、熏剂、滴耳剂、灌鼻剂、吹鼻剂、灌肠剂、阴道栓剂、肛门栓剂等。此外,对各种剂型的制法也记载甚详,对汤剂的煎法、服法也交代颇细。所以后世称张仲景的《伤寒杂病论》为"方书之祖",称该书所列方剂为"经方"。

三 怎样成为良医

作为医生,我们以后的人生大多都会以医为业,以医为生。良医是每个医生一生努力的目标。怎样成为良医?每个人的理解各不相同。本书总结有五要素:修仁慈心、读万卷书、行万里路、拜学名师、领会开悟。

(一)修仁慈心

"医乃仁术",作为医生要以治病救人为己任,处处想患者之所想,急患者之所急。因为医生是患者寄生死托性命的职业,责任重大,生死攸关,所以医生必须修仁慈心。早在晋代杨泉就说:"夫医者,非仁爱之士不可托也,非聪明达理不可任也,非廉洁淳良不可信也。"这是我国古代择徒的基本要求(清代陈梦雷《古今图书集成医部全录》)。作为医生如何修仁慈心? 就是要严格要求自己:一心想着怎么去治好疾病、怎么去缓解病痛,而不能想着自己的名利得失。能做到这一点，仁慈心就自然而然地产生了。这是一个良医一生都要努力做到的。

（二）读万卷书

作为良医，仅修仁慈心是不够的，必须学习、掌握、精通医疗技术。而医疗技术的掌握，最基本的方法是读书学习。读万卷书是要求医生多读书。由于中医药学有几千年的历史，曾经有过很多的辉煌成果，因此中医书籍众多，加上现代科学书籍、西医学书籍，以及儒学明理等书籍，真可谓是汗牛充栋、浩如烟海。我们必须勤奋读书、博闻强识，才能学好中医的治病思路和治病经验。所以，明代裴一中《裴子言医·序》曰："学不贯今古，识不通天人，才不近仙，心不近佛者，宁耕田织布取衣食耳，断不可作医以误世！"清代唐容川《医学见能》曰："顾医之难也，非读书识字则不能医，非格物穷理则不能医，非通权达变更不能医。"只有多读书，读好书，才能奠定扎实的中医基础，这是成为良医的重要条件。也因此徐大椿要"读书五千卷"。读哪些书？笔者认为要读好三个层次的书。第一层次：基础书籍，是指中医药院校现在设置的教材，包括《医古文》《中医基础理论》《中医诊断学》《中药学》《中医方剂学》《中医内科学》《中医外科学》《中医妇科学》《中医儿科学》《中医五官科学》《针灸推拿学》，以及西医《生理学》《病理学》《生物化学》《药理学》《人体解剖学》《组织胚胎学》《生物学》《诊断学》《医学心理学》和西医临床医学相关教材等。这些规划教材是现代中医医生要铺垫的基础知识，中医要学，西医也要学。不学西医则不知中西医之优缺。这些基础知识学好了，才奠定了成为现代中医医生的基础，才能获得中医医师资格证。但要成为中医基础扎实的医生，考取中医主治医师，还要继续研读中医经典著作。这就是要介绍的第二层次：经典著作。中医的经典著作，主要是"四大经典"，即《黄帝内经》《难经》《伤寒杂病论》《神农本草经》。这是中医学术起始之本源、起始之根基，"高楼万丈，惟依根基"，必须认真学习和理解"四大经典"。只有学好中医经典著作，才能真正了解中医理法方药之本源。然而，中医自有史书记载以来已有两千多年的历史，在这两千多年的历史长河中，中医的理论和经验在四大经典的基础上又有了很大发展，使中医逐步发展为系统的、完整的科学学术，而这些成就则是历代医家逐步建立起来的。所以，要成为良医还要读历代各家的名医书籍，学习和掌握历代名医的学术经

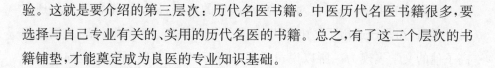

验。这就是要介绍的第三层次：历代名医书籍。中医历代名医书籍很多，要选择与自己专业有关的、实用的历代名医的书籍。总之，有了这三个层次的书籍铺垫，才能奠定成为良医的专业知识基础。

（三）行万里路

医学是一门实践性学科，理论必须与实践相结合才能诊治疾病。所以有了理论，还必须有临床实践历练的过程，然后才能独立行医。中医学是实践医学，源于实践，由实践产生理论，又指导于实践。若理论学好了，不进行实践，就没有临证经验体会，则理论是空洞的。所以中医才有"熟读王叔和，不如临证多"一说。笔者曾经有一位同学，中医学理论学得很好，背的书籍很多，如《伤寒论》能"倒背如流"，但实践不多，不会看病，自己感冒还得去找别的医生诊治。这就是说，当医生只是修仁慈心、读万卷书还是不够的，还要行万里路。中医是这样，其他学科也是这样。例如，司马迁写《史记》，司马迁在他父亲司马谈的指导下，从小刻苦读书，打下了深厚的文化基础，也拜过很多名师，司马迁在读万卷书的基础上，20岁开始"行万里路"，司马谈要求儿子进行一次为期两年多的全国游历。这是为写《史记》做准备的一次实地考察。司马迁亲自采访，获得了许多第一手材料，保证了《史记》的真实性和科学性。他这个游历，也是《史记》实录精神的一种具体体现。例如，他游历至汨罗江畔，在当年屈原投江自沉的地方，他高声朗诵着屈原的诗，痛哭流涕，所以他的《屈原列传》写得那么有感情。他写韩信时，在韩信的故乡淮阴搜集了许多有关韩信的故事，了解韩信为什么能够受胯下之辱而不发怒。韩信那么高的个子，从一个流氓两腿之间爬过去，为什么能忍其辱？为什么没有一刀把流氓杀掉？待韩信后来帮助刘邦推翻了秦王朝，建立了西汉，封王封侯，回到故乡时，韩信自己说："如果当初我不忍其辱，把他杀了，就没后来的建功立业，所以小不忍则乱大谋。"再比如，司马迁去曲阜瞻仰了孔子的墓，还和孔子故乡的一些儒生在一起揽衣挽袖，一步一揖，骑马学射，学行古礼，以此表达他对孔子的纪念。在孟尝君的故乡薛城，司马迁走街串巷，考察这个地方的民风跟当年孟尝君好客养士有什么关系，所以他走一路、考察一路。可以这样说，司马迁在游历过程中，不放过任何一个了解历史的人，不放过任何一个存留于人们口碑上的故事，才获得了许许多多古籍当中没有记载的历史材料，同时他深入民间，广泛地接触人民群众的生活，使得他对社会、对人生的观察、认识逐渐深入。也通过行万里路，司马迁遍历了名山大川，饱览了祖国山河，陶冶了性情，从而也提高了他的文学表现力。所以说司马迁的行万里路，正是司马迁走向成功的极为坚实的一步，是非常典型的"读万卷书，还要行万里路"。中医是实践性学科，更应如此。

（四）拜学名师

学习中医，拜学名师很关键。一则学习中医需要读的书成千上万册，哪些需要背诵、哪些需要精读、哪些需要浏览，这就需要名师指点。二则理论与实践结合需要名师的指导，如脉诊、望舌、辨证等均需要名师指导。三则中医属经验医学，名师在治疗某些疾病方面，经验是极其丰富的，正所谓："熟读王叔和，不如临证多。"有的知识是单凭看书学习学不来的，这就需要名师指点。拜学名师可以使你在学医的过程中少走弯路，加快成才速度。在中医历史上很多名医都有拜学名师的经历。例如，扁鹊拜长桑君为师；张仲景拜张伯祖为师；李杲拜张元素为师；朱震亨拜罗知悌为师，以及叶桂曾拜师十七人等。这些名医的成才之路大多都有名师指导。

（五）领会开悟

"悟"即明白、觉醒。"领会开悟"在这里是指领会明白中医药理论与方法的深刻含义，破解中医药临证治病的内在规律。只有这些内容领会开悟了，才能灵活运用中医的理论与方法，有效地指导临床实践、临证选方用药；才能举一反三，推陈创新，促进中医学术发展。现实生活中，有的时候，虽然你的学问到了，可是境界没有达到，所以总觉得不能融会贯通。但等在境界上有了突破时，学问自会融会贯通，那你就达到了一种开悟的境界，各门学问都开始联系在一起了。中医学术就是这样，有时候在学习和临床过程中，对一些疾病的认识和处理总是模模糊糊，似是而非，但是，经过某个阶段，突然领会开悟了，破解了其内在规律，对这些疾病的认识就真正清楚了，对这些疾病的治疗也明晰了。在中医学历史上，医生不计其数，但成为良医的却相对较少。有的医生也读了很多书，也在临床上摸爬滚打多年，也拜过名师，但是，就是成不了良医。这往往是在学的过程中没有领会开悟。所以，在学医的过程中无论读书、临床实践，还是拜学名师，都要用心学习，用心领会，达到逐步开悟。

最后用四句话结束这一讲：

修仁慈心还要读万卷书；

读万卷书还要行万里路；

行万里路还要名师指路；

名师指路还要领会开悟。

（潘玉颖　王　娇）

第 二 讲
唐代"医学泰斗"孙思邈

孙思邈，又被称为药王，世号孙真人，隋唐时期京兆华原（今陕西省铜川市耀州区）人，唐代著名的医药学家和养生家。他学术渊博，具有深邃的中医学理论和丰富的临床实践，编写了巨著《备急千金要方》和《千金翼方》。他广泛收录了前代各家方书及民间验方，对后世医学特别是方剂学的发展，有着重要的影响和贡献；他将儒家、道家及佛家的养生思想与中医学的养生理论相结合，提出了许多切实可行的养生方法，为中医养生学做出了突出的贡献。他品德高雅，多次拒绝高官厚禄，甘愿一辈子在民间济世活人，深受人们的爱戴和敬仰。他是古今医德医术堪称一流的伟大医学家，他的理论和实践对我国医学乃至世界医学的发展有着深远影响，他的巨著是一座"取之不尽"的医学宝藏。

孙思邈生于公元581年，出身农民，家境贫寒。他自幼天资聪明，嗜学如渴，"七岁就学，日诵千余言"，时任西魏大臣的独孤信称孙思邈为"圣童"，对其十分器重。

17岁（公元598年），立志究医。

19岁（公元600年），"颇觉有悟，是以亲邻中外有疾厄者，多所济益""善谈庄、老及百家之说，兼好释典"。

24岁（公元605年），对有效方药甚为重视，不惜"驰百金而徇经方"。

46岁（公元627年），医术日益成熟，远近闻名，唐太宗即位，把他召到京师长安，欲授予爵位，孙思邈婉言谢绝。

51岁（公元632年），为搜寻医术，游于蜀中（今四川省多地）。

71岁（公元652年），《备急千金要方》撰成。

78岁（公元659年），唐高宗召见，赐谏议大夫一职，他再次推辞。

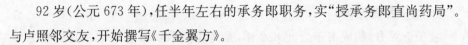

92 岁（公元 673 年），任半年左右的承务郎职务，实"授承务郎直尚药局"。与卢照邻交友，开始撰写《千金翼方》。

93 岁（公元 674 年），孙思邈称年高有病，恳请返回故里。唐高宗特赐好马，还将已故鄱阳公主的宅邸赐予他居住。当时的名士，像宋令文、孟诜、卢照邻等文学大家，都以师长的礼数来侍奉他。

100 岁（公元 681 年），《千金翼方》撰成（《备急千金要方》的姊妹篇）。

101 岁（公元 682 年），无疾而终。临终前嘱令薄葬，祭祀不要牲畜。

一 医学成就

（一）著书立说

孙思邈一生著述很多，据《耀州志》记载，有 30 多种。可惜大多已佚失，唯《备急千金要方》和《千金翼方》广传于世。

1.《备急千金要方》

《备急千金要方》约成书于公元 652 年，共三十卷，分二百三十二门，不仅是一部集方书，而且是集诊治、针灸、养生等临床医学知识的百科全书，其内容分类已接近现代临床医学的分类方法。全书共载方、论 5 300 首，集方广泛，内容丰富，是我国唐代医学发展中具有代表性的巨著，对后世医学特别是方剂学的发展，有着重要的影响和贡献。该书是我国最早的一部综合性临床医著，从基础理论到临床各科，理、法、方、药齐备，并广泛辑录了前代各家方书及民间验方，记载了妇、儿、内、外各科疾病的诊断、预防与主治方药、食物营养、针灸等；保存了唐以前的不少医学文献资料，其中养生、长寿等内容极其丰富珍贵，并沿用至今。该书中首篇所列的"大医精诚""大医习业"，是中医学伦理学的基础；书中所收载处方及千余条针灸治验均以证统方，为后世所推崇。正如《四库全书总目提要》评曰："思邈尝谓人命至重，贵于千金，一方济之，得逾于此。故所著方书以千金命名，凡诊治之诀，针灸之法，以至导引养生之术，无不周悉。"张璐《千金方衍义》评曰："继长沙而起者，惟孙真人《千金方》，可与仲圣诸书颉颃上下也。伏读三十卷，法良意美，圣谟洋洋，其辨治之条分缕析，制方之反激逆从，非神而明之，其孰能与于斯乎？"

2.《千金翼方》

《千金翼方》约成书于公元682年,是孙思邈取羽翼交飞之意,是《备急千金要方》的续编,补充了《备急千金要方》的不足。全书三十卷,分一百八十九门,计方、论、法2 900余首,记载药物800多种。书中内容涉及本草、妇人、伤寒、小儿、养性、补益、中风、杂病、疮痈、色脉及针灸等各个方面,尤以论述治疗伤寒、中风、杂病和疮痈等更为精辟。正如《四库全书总目提要》评曰:"犹虑有阙遗,更撰《翼方》辅之……(《备急千金要方》)妙尽古今方书之要,独伤寒未之尽,似未尽通仲景之言,故不敢深论,后三十年作《千金翼方》,论伤寒者居半。盖始得之,其用志精审不苟,如此云云。则二书本相因而作,亦相济为用。"

《备急千金要方》和《千金翼方》,百万多字,收集整理了前人和民间医方6 500多个。孙思邈博采群经,删繁去复,并结合个人经验整理加工,使唐代以前的临床经验、医学理论、杂散药方、针灸等浩繁内容,合而为一,荟萃成集。其中除引用张仲景、华佗等很多名医的医方外,还搜集了流传在民间的少数民族、文人学士、宗教界和外国(如印度)医书中的很多医方。这两部著作所载医论、医方系统地总结了唐以前的医学成就,是临床医学价值非常高的著作,对后世医学的发展产生了深远的影响。

(二) 理论建树

1. 脏腑辨证,虚实寒热为纲

脏腑辨证是以脏腑为纲对疾病进行辨证的方法。在孙思邈之前的《黄帝内经》《金匮要略》《中藏经》等都有以脏腑为核心进行辨证的论述。例如,《灵枢·本神》曰:"必审五脏之病形,以知其气之虚实,谨而调之。"《金匮要略》设立"脏腑经络先后病脉证治"。《中藏经》有专论五脏六腑虚实寒热、生死顺逆脉证诸篇,从而使中医脏腑辨证有了雏形。到唐代,孙思邈不仅强调脏腑辨证,而且主张脏腑辨证以虚实寒热为纲。他在《备急千金要方》卷十一至卷二十中,每卷均先陈述脏腑的生理病理及常见病证,继而列出虚实寒热证治。以卷十七肺病辨证论治为例,列出了肺实证、肺与大肠俱实、肺虚冷、肺与大肠俱虚证的主症、兼症及治疗主方。可见,孙思邈对脏腑辨证以虚实寒热为纲论述周详。这对中医脏腑辨证的主导地位起到了积极的推动作用,其中不少内容已被后世吸收和发展。

2. 强调养生,在于日常调养

孙思邈是一位伟大的临床医学家,也是一位著名的中医养生家。他继承和发展了《黄帝内经》养生之要旨,并依据自己的实践经验和亲身体会,总结了养生"十要",使中医养生方法更加全面完善。养生"十要",即抑情啬神、少思护气、小劳养形、导引调气、勿要多言、食宜清淡、起居有常、房事有节、食药保健、常善勿恶。他还总结有养生"十二少"和养生"十二多"。十二少,即少思、少念、少欲、少事、少语、少笑、少愁、少乐、少喜、少怒、少好、少恶。十二多,即多思则神殆、多念则志散、多喜则忘错昏乱、多笑则脏伤、多事则形劳、多语则气乏、多欲则志昏、多好则专迷不理、多愁则心摄、多怒则百脉不定、多乐则意溢、多恶则憔悴无欢。可见,养生就在于日常调养,不是难以做到的。

3. 精研仲景,开"以方类证"先河

孙思邈对张仲景有着极高评价,他在《千金翼方·伤寒上》说:"伤寒热病,自古有之,名医睿哲,多所防御,至于仲景,特有神功。寻思旨趣,莫测其致,所以医人未能钻仰。尝见太医疗伤寒,惟大青、知母等诸冷物投之,极与仲景本意相反,汤药虽行,百无一效。伤其如此,遂披览《伤寒大论》,纠集要妙,以为其方,行之以来,未有不验。"这一高度评价也产生了对仲景《伤寒杂病论》的深入研究,他研究的方法是"方证同条,比类相附",也就是将《伤寒杂病论》所有的条文,分别按方证归类。这样将《伤寒杂病论》的内容各以类从,易于检索,条理清晰,从而创立了从方、证、治三个方面研究《伤寒杂病论》的方法,开后世"以方类证"的先河,为后世研究《伤寒杂病论》提供了可靠之门径。

4. 产后温补,创产后温补系列方

由于分娩时产创、出血,以及临产时损伤气血,以致气血不足,"百脉空虚",以及阳气虚弱,所以孙思邈提出产后虚损的治疗原则是"产后宜温",并依据产后所致的不同疾病,创立了产后温补的系列方剂。例如,用羊肉汤"治产后虚羸喘气,自汗出,腹中绞痛";用羊肉当归汤"治产后腹中心下切痛,不能食,往来寒热,若中风乏气力";用羊肉地黄汤"治产后三日腹痛,补中益脏,强力气";用羊肉杜仲汤"治产后腰腹疼,咳嗽";用羊肉黄芪汤"治产后虚乏,补

益";用羊肉桂心汤"治产后虚冷心疼";用当归建中汤"治产后虚羸不足,腹中疼不止";用大补中当归汤"治产后虚损不足,腹中拘急"等。这些用温补法治疗产后病的方剂为后世树立了范例。

(三)临证诊治

1. 胆大心小,智圆行方

"胆欲大而心欲小,智欲圆而行欲方"。这是孙思邈毕生行医的治学名言。所谓"胆大"是指诊断明确后敢于用药,不畏惧药物的峻泻、攻逐、大热、大毒等副作用而敢于正确运用;"心小"是指四诊仔细、用药谨慎,全力实现安全有效;"智圆"是指临证能知常达变、三因制宜、辨证施治、灵活用药;"行方"是指忠于职守、精益求精、乐于奉献、文明行医、关爱患者、遵纪守法、廉洁自律。可见,医者只有胆大心小,智圆行方,才能不出差错,救死扶伤,妙手回春。也只有胆大心小,智圆行方,才能成为"良医"。所以说:"医之神良,尽于此矣!"

2. 创制新方,制方严谨

孙思邈不仅搜集了大量的古方和验方(《备急千金要方》就收录了5 300多首,《千金翼方》又做了不少补充),而且创制了不少新方。他创制的新方,处方配伍严谨,颇具特色。其中多数方剂成了后世名方,在《中医方剂学》的本科教材中被选用的就有葳蕤汤、温脾汤、犀角地黄汤、当归建中汤、枕中丹、紫雪丹、独活寄生汤、盐汤探吐方及苇茎汤9首。

3. 中医分科,妇、儿专科

孙思邈是我国第一个倡导设立妇科、儿科的人。他在《备急千金要方·求子》中曰:"夫妇人之别有方者,以其胎妊生产崩伤之异也,是以妇人之病,比之男子十倍难疗……所以妇人别立方也。"孙思邈在他的《备急千金要方》和《千金翼方》中都非常关心妇女和珍视小儿。他强调对疾病的治疗要注重妇女和小儿,倡导为妇女、小儿设立专科。他在《备急千金要方》中曰:"先妇人、小儿而后丈夫、耆老。"在《备急千金要方》卷二至卷四、《千金翼方》卷五至卷八专列妇科疾病,从求嗣、调经、妊娠到产后,对各种妇科疾病的辨治都有比较详细的记载;在《备急千金要方》卷五、卷十、卷二十五及卷三十,《千金翼方》卷十一、卷二十六等列了九门小儿病。可见早在唐代已从中医全科分出妇科和小儿科。

4.计划生育,绝育引产

《备急千金要方》卷三载绝育方二首:① 蚕子、故纸(即补骨脂)一尺,烧为末,酒服之,终身不产。② 油煎水银一日勿息,空肚服枣大一枚,永断,不损人。《备急千金要方》卷二中载引产方四首:① 以鸡子一枚,盐三撮,和服立下。② 麦蘗一升,和蜜一斤,服之立下。③ 七月七日,神曲三升,煮三沸,宿不食,旦顿服,即下。④ 大麦曲五升,酒一斗,煮三沸,去滓,分五服令尽,当宿勿食,其子如糜。在《备急千金要方》中载有堕胎的药物较多,如水银、麝香、代赭石、水蛭、牛膝、蜈蚣、瞿麦、斑蝥、乌头、附子、半夏等。可见,在《备急千金要方》中已记载了丰富的绝育、引产、堕胎的内容,依据史书的记载,可以说孙思邈是我国首先倡导绝育、引产之法的先行者。

5.针灸治病,创"阿是穴"

孙思邈不仅是我国针灸彩色绘图的创始人(《备急千金要方》),而且也是"阿是穴"的发现和创立者(《古代名医的传说》)。他为中医针灸学增添了新的内容和方法,对后世不断发现奇穴铺垫了良好的基础。传说孙思邈诊治了这样一个患者,患者名叫陈老大,肢体疼痛难忍,曾服用许多药,也针灸许多次,但疼痛不见好转,请孙思邈前往诊治。孙思邈看过后,先选用当时医书记载的止痛穴,针刺了多穴,把能选用的穴都针刺过了,疼痛还是没有停止。孙思邈经过分析后,问患者哪里最疼? 然后顺着患者所指的左腿轻轻寻按,当按压到患者腿关节某处,患者突然发出"阿——是——,是这儿"的声音。孙思邈立即将针刺下去。患者立刻疼痛缓解,然后感慨地说:"先生,您这一针真神呀! 一针下去,浑身一麻,肢节就不疼了。"患者好奇地接着问:"这是什么穴?"孙思邈笑着说:"你刚才不是说阿——是——吗,就叫阿是穴吧!"从此,阿是穴就流传下来了。

二 现代运用

(一) 大医精诚,济世活人

"大医精诚"出自孙思邈《备急千金要方》,是我国首篇完整论述医德的书籍。"精"是指医者技术要精,强调医者要有精湛的医疗技术,因为"人命至重,贵于千金，一方济之，德逾于此"。医道是"至精至微之事"，所以为医者必须"博极医源，精勤不倦"。"诚"是指医者的品德修养要高尚，要发"大慈恻隐之心""普救含灵之苦""若有疾危求救者，不得以其贵贱贫富、长幼妍媸、怨亲善友，华夷愚智，普同一等，皆如至亲之想"等。这就是说医者要有仁爱之心，普救众生之志，救死扶伤是医者义不容辞的责任。作为医者"大医精诚"，济世活人是行为的准则，历代对医者的医德都是这样要求的。《备急千金要方·大医精诚》是我国医学史上最早、最全面、最系统阐述医德规范的奠基之作，至今仍是中医学典籍中论述医德的一篇极为重要的文献，为习医者所必读。孙思邈本人不仅是医德的倡导者，也是实践者。孙思邈高尚的医德言行，至今仍是值得我们学习和继承的。

（二）安身之本，必资与食

孙思邈认为"安身之本，必资于食""食能排邪而安脏腑，悦神爽志以资气血"，因此，掌握饮食的宜忌也是养生的重要内容。《备急千金要方·食治》曰："夫为医者，当须先知晓病源，知其所犯，以食治之；食疗不愈，然后命药。"可见，孙思邈特别提倡食疗方法，注重饮食有节，反对暴饮暴食。其中指出"凡常饮食，每令节俭，若贪味多餐，临盘大饱，食讫，觉腹中彭亨短气，或致暴疾，仍为霍乱"，同时还指出，饮食宜清淡，过于厚味甘甜咸味，多损寿。《备急千金要方·道林养生》曰："常须少食肉，多食饭及少菹菜（即腌菜），并勿食生菜、生米、小豆、陈臭物，勿饮浊酒。"对于老年人尤其要注意不能食量过多，正如《千金翼方·养老食疗》曰："饮食当令节俭，若贪味伤多，老年人肠胃薄，多则不消。"就会形成脾伤食积之病症。孙思邈还详细介绍了食物的治疗作用，如《备急千金要方·食治》曰："薏苡仁，主筋拘挛不可屈伸，久风湿痹，下气。久服轻身益力。""赤小豆，下水肿，排脓血。""人乳汁，补五脏，令人肥白悦泽。""黑雄鸡肉，除风寒湿痹，安胎。"对后世影响很大。

（三）消渴辨治，从火论治

《备急千金要方·消渴》第一次系统整理了唐代及唐以前消渴病治疗的经验，其所述"凡积久饮酒，未有不成消渴……脯炙盐咸，此味酒客耽嗜，不离其口……积年长夜，醅兴不解，遂使三焦猛热，五脏干燥。木石犹且焦枯，在人何能不渴",指明燥热可导致消渴。孙思邈善用苦寒药物治疗消渴病,如天花粉、麦冬、黄连、苦参、生地黄、知母等,这些药物大多具有清热泻火或兼有养阴生津的作用。可见,清火为治疗消渴病的第一要务,孙思邈可谓是"从火论治消渴病"的先驱,对后世研究糖尿病有着不可估量的价值。

(四)创胚胎学,立养胎法

《千金翼方》云:"凡儿在胎,一月胚,二月胎,三月有血脉,四月形体成,五月能动,六月诸骨具,七月毛发生,八月脏腑具,九月谷入胃,十月百神备,则生矣。"孙思邈按照月龄从形态等方面较为详细具体地描述胎儿在母体中的变化,与现代胚胎学的论述较为接近,开创了胚胎学的先河。孙思邈十分重视妇女的孕期保养,通过对妇女孕期的调护,来加强对胎儿的养护,如《备急千金要方·养胎》曰:"妊娠受胎后应居处简静,割不正不食,席不正不坐,弹琴瑟,调心神,和情性,节嗜欲,庶事清净,生子皆良。"同篇还详细记载了十月养胎法,以保护胎儿,预防流产,提高了生育率及胎儿的存活率,与现代医学提倡的胎教理念基本一致,说明古人早已对养胎护胎有了一定的科学认识,现在仍值得我们学习借鉴。

(五)健康长寿,养老养生

孙思邈崇尚养老养生,并身体力行,成为长寿老人。孙思邈认为人年五十以上"阳气日衰,损与日至",强调养生对预防疾病、延年益寿具有重要意义,故"常须慎护"。他主张常存善心、常修善事,保持情绪安宁和精神愉快,他在《备急千金要方·养性》中总结出"十要""十二少""十二多"等宜忌。他建议老年人日常起居不宜"强用气力,无举重,无疾行,无喜怒,无极视,无极听……";防护方面做到"常避大风大雨大寒大暑大露霜……";饮食方面要"每学淡食,食当熟嚼,使米脂入腹,勿使酒脂入肠""常宜轻清甜淡之物,大小麦面、粳米等为佳;又忌强用力咬啮坚硬脯肉,反致折齿破断之弊""常宜温食,不得轻之""人凡常不饥不饱不寒不热""故养老之要,耳无妄听,口无妄言,心无妄念,此皆有益老人也";饮食起居,随宜调护,则可"延年益寿矣"。另外,由于老年人"心力渐退,忘前失后,兴居怠惰,计授皆不称心",后辈当"识其情""常须慎护其事"。如果能掌握养生之术,并"习以成性",则"性既自善,内外百病自然不生",如果不知养生之术,则"纵服玉液金丹未能延寿"。

孙思邈创立验方举隅如下。

1. 独活寄生汤

组成:独活9 g,桑寄生6 g,杜仲6 g,牛膝6 g,细辛6 g,秦艽6 g,茯苓6 g,肉桂心6 g,防风6 g,川芎6 g,人参6 g,甘草6 g,当归6 g,芍药6 g,干地黄6 g。

用法:以水一斗煮取三升,分三服,温身勿冷也。

功用:祛风湿,止痹痛,益肝肾,补气血。

主治:肝肾两虚,气血不足之痹证日久,症见腰膝疼痛,痿软,肢节屈伸不利,或麻木不仁,畏寒喜温,心悸气短,舌淡苔白,脉细弱。

现代运用:常用于治疗坐骨神经痛、肩周炎、产后身痛、慢性乙型肝炎、关节痛、颈椎病、强直性脊柱炎、膝关节骨关节炎、腰椎间盘突出、中老年腰腿痛、多发性硬化、糖尿病性周围神经病、原发性血小板减少性紫癜、黄褐斑、雀斑等疾病。

2. 温脾汤

组成:大黄15 g,当归9 g,干姜9 g,附子6 g,人参6 g,芒硝6 g,甘草6 g。

用法:上七味,以水七升,煮取三升,分服,一日三次。

功用:攻下冷积,温补脾阳。

主治:阳虚寒积证,症见腹痛便秘,手足不温,苔白不渴,脉沉弦而迟。

现代运用:常用于治疗急慢性肾功能不全、急性单纯性肠梗阻或不完全梗阻、便秘、亚急性甲状腺炎、多汗症、胆道蛔虫症等属阳虚寒积证者。

3. 苇茎汤

组成:苇茎60 g,薏苡仁30 g,冬瓜子(原为瓜瓣)24 g,桃仁9 g。

用法:以水一斗,先煮苇茎。得五升,去滓,纳诸药。煮取二升,服一升,日两次,当吐脓。

功用:清肺化痰,逐瘀排脓。

主治:肺痈(热毒壅滞,痰瘀互结证),症见身有微热,咳嗽痰多,甚则咳吐腥臭脓血,胸中隐隐作痛,咳时痛增,舌红苔黄腻,脉滑数。

现代运用:常用于治疗肺脓肿、大叶性肺炎、支气管炎、百日咳属热毒壅滞,痰瘀互结证者。

4. 犀角地黄汤

组成：犀角(代用水牛角)30 g,生地黄 24 g,芍药 12 g,牡丹皮 9 g。

用法：水煎(先煎水牛角)服,一日三次。

功用：清热解毒,凉血散瘀。

主治：热入血分证,症见热伤心营者：身热谵语,斑色紫黑,舌绛起刺,脉细数。热伤血络者：斑疹紫黑、吐血、衄血、便血、尿血,舌红绛,脉数。瘀热蓄血者：喜忘如狂,漱水不欲咽,胸中烦痛,自觉腹满,大便色黑易解等。

现代运用：常用于治疗急性重症肝炎、肝昏迷、弥散性血管内凝血、尿毒症、过敏性紫癜、血小板减少性紫癜、急性白血病、败血症、虹膜睫状体炎等属热入血分证者。

5. 枕中丹

组成：远志 10 g,石菖蒲 10 g,龟板 10 g,龙骨 10 g。

用法：上药各等份,共研为末。每服 1~2 g,水或酒送下。也可改用饮片,水煎服,各药用量按常规酌定。

功用：补心安神,益智宁心。

主治：心肾虚弱证,症见心悸不安、失眠健忘等。

现代运用：常用于治疗神经衰弱,也用于治疗小儿遗尿病、梦游症、多动症、学习障碍等。

附　医案举隅

癫　狂　案

允惠,患癫狂多年,经常言语无常,狂呼奔走,遍服汤药,不见一效。其兄与孙思邈是至交,请孙思邈设法治疗。孙思邈详询病情,细查苔脉后,在其口渴欲饮时给予朱砂酸枣仁乳香散治之。

组成：朱砂 30 g,酸枣仁 15 g,乳香 15 g。

用法：上药共研细末,调酒服下,以微醉为度,服毕嘱其卧睡。

允惠服下,不多时昏昏入睡。次日半夜,醒后神志已完全清楚,癫狂痊愈。

评述：方中朱砂质重性寒,专入心经,重可镇怯,寒能清热,故能镇心安神,清心泻火。酸枣仁性质平和,甘补酸收,功能补养心肝,收敛心气,为养心阴、益肝血而宁心神的良药。乳香入心、肝、脾经,活血解毒,通痹止痛。

水肿案(一)

贞观九年汉阳王患水,医所不治,孙思邈看后,处下方。

组成:牛黄20 g,昆布、海藻各100 g,牵牛子、桂心(肉桂)各80 g,葶苈子60 g,椒目30 g。

用法:上七味末之,别捣葶苈如膏,蜜和丸如梧桐子。饮服十九,日二,稍加,小便利为度。

汉阳王服下,日夜尿一二斗,五六日即瘥。

评述:汉阳王病水肿,前医用常法利水,药不胜病,致汉阳王病不见好转。前医无法,水肿增甚,复请孙思邈诊治。因汉阳王水肿重而体质强,前医用常法利水而乏效。孙思邈改用逐水法,使体内积水从大小便排出,药能胜病,药到病除。

水肿案(二)

有人患水肿腹大,四肢细小,腹坚如石,劳苦足胫肿,小饮食便气急。此终身疾,不可强治(利),徒服利下药,极而不瘥,宜服下方。

组成:丹参、鬼箭羽、白术、独活各150 g,秦艽、猪苓各90 g,知母、海藻、茯苓、桂心(肉桂)各60 g。

用法:上十味打粗粒,用米酒9 000毫升浸五日,每次喝150毫升,日三次,亦可任性量力渐加之。

孙思邈评:用此方以微除风湿,利小便,消水谷,岁久服之,乃可得力耳。瘥后可常服此方。

评述:本案水肿合并腹水,病程日久,水湿瘀血结聚,瘀水互结,久病体虚,徒用利水法治之,则难以利下。孙思邈用化瘀散结,化湿利水法,以疏散瘀水结聚,使水湿瘀血渐化缓利、重病慢治,则药不伤正、瘀水渐消、久服病瘥。

三 结语

综上所述,孙思邈是自学成才的一代名医。他虚心好学,博极医源,精勤不倦,胆大心细,智圆行方,术精而博,道深而通。他品德高雅,一生清贫,性甘淡泊,多次拒绝高官厚禄,甘愿长期隐居民间,研究医学,济世活人。他医术高明,临证经验丰富,首倡设立妇、儿专科,他创立了"阿是穴",创制了大量新方。他善于养生,将儒家、道家,以及佛家的养生思想与中医学的养生理论相结合,提出了许多切实可行的养生方法,为中医养生学做出了突出的贡献。他是唐代的医学泰斗,著名的医药学家和养生家。最后用孙思邈的一句话结束这一讲:"人命至重,贵于千金,一方济之,德逾于此。"

(任永朋)

第 三 讲
宋代"名医进士"许叔微

　　许叔微,字知可,号白沙,又号近泉,真州白沙(今江苏省仪征市)人,宋代杰出医家。他自学成才,以研究和活用《伤寒论》著称,是经方派创始人之一。许叔微曾任徽州、杭州府学教官,集贤院学士,人称许学士。许叔微心慈近佛,志虑忠纯,遇事敢言,为人豪爽,弃官归医,终享"名医进士"之誉,百姓奉为神医。

　　许叔微生于北宋神宗元丰三年(公元1080年),自幼聪明好学。

　　10岁(公元1090年),连遭家祸,先是父亲染瘟疫去世,2个月后母亲患中风去世。百日之间,失去父母。11岁后,他勤奋习儒,曾通过乡荐而进京省试,省试落第,再屡试不举,开始习医。成年之后,他更加发奋学医,且多次外出游学,寻师指点,逐渐成为当地稍有名气的医生。

　　32岁(公元1112年),经历20多年的苦读寒窗,以及外出游学行医后,他参加省试中举,后进京会试,会试落第。

　　47岁(公元1127年),疾疫流行,他视病给药,十活八九。

　　52岁(公元1132年),天道酬勤,方中进士,高登进士第5名,授集贤院学士职(一说翰林院学士)。此时,《仲景脉法三十六图》《伤寒发微论》《伤寒百证歌》《普济本事方》已成书。其后数年,历任徽州府学教官、杭州府学教官,以及翰林学士、集贤院学士等职,因此人们称他为许学士。

　　62岁(公元1142年),岳飞被害,韩世忠自请解职,许叔微退隐乡里,移居苏州,行医济世。韩世忠亲题"名医进士"匾额相赠。

　　63岁(公元1143年),许叔微著《类证普济本事方后集》。

　　69岁(公元1149年),许叔微将运用经方治疗伤寒的医案编撰成书,命名

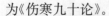

为《伤寒九十论》。

74 岁(公元 1154 年),许叔微逝世,与周夫人合葬于马迹山檀溪村胜子岭东麓,墓碑文：宋故始祖名医进士叔微许公配周夫人之墓。2010 年移葬于马山大墅湾无锡名人陵园。墓碑文：许叔微故居"梅梁小隐"。

一 医学成就

许叔微穷其毕生精力致力于仲景学说研究,在长期的医疗实践中,一直以仲景学说为指导,谨遵经旨,求真务实,继承传统,开拓创新,并在理论研究和临床实践中能融会贯通,始终以实用、疗效作为行医准则。其医疗实践多记述在《伤寒九十论》和《普济本事方》中,开后世医案专著之先河,对医案的日臻完善和中医医案学的形成,起到了不可磨灭的奠基作用。

(一) 著书立说

许叔微一生著述颇多,现存著作有《伤寒百证歌》5 卷、《伤寒发微论》2 卷、《伤寒九十论》(三书合称为《许叔微伤寒论著三种》),以及《普济本事方》10 卷、《类证普济本事方后集》10 卷(均收入《四库全书》)。此外,还有《辨类》《翼伤寒论》《治法八十一篇》《仲景三十六脉法图》等书,现都已散佚。

1.《伤寒百证歌》

《伤寒百证歌》,又名《拟伤寒歌》《伤寒歌》,成书于 1132 年,是按症类证研究和运用《伤寒论》最早的专著。全书共 5 卷：卷 1 为伤寒脉证总类歌,卷 2 为伤寒病证总类歌,卷 3 至卷 5 为伤寒各种证候歌诀。本书以七言歌诀的形式,把《伤寒论》主要内容编成歌诀,便于后学者习诵。何廉臣评曰："初习伤寒者,辄谓《伤寒论》难读,《伤寒》难用,事实如斯,无足怪也。宋许叔微学士早鉴于此,将医经表里阴阳寒热虚实,各种传变,缕析条分,编成歌诀,附以诸方治法,使人头绪井然,易于记诵,岂非学者之导师乎!"

2.《伤寒发微论》

《伤寒发微论》成书于 1132 年,是许叔微研究《伤寒论》的论文汇编。全书共 2 卷,22 论。第一论列举伤寒 72 证,并加以简明阐释。第二论以下则为学习笔记,涉及伤寒中的证候、脉法和用药等,反映其治伤寒独到的心得和体会。

其主要内容包括论桂枝汤用赤白芍不同、论伤寒慎用丸子药、论桂枝麻黄青龙用药三证、论两感伤寒、论伤寒以真气为主、论治伤寒须依次第、论仲景缓沉迟三脉、论表里虚实、论桂枝肉桂、论滑脉、论用大黄药、论阴不得有汗、论林亿疑白虎证有差互、论弦动阴阳二脉不同、论中风伤寒脉、论表证未罢未可下、论中暑脉不同、论伤寒须早治、论发热恶寒、论风温证、论温疟证等。陆心源《十万卷楼丛书》评："《伤寒发微论》于伤寒证治蕴义,论辨精评,悉微索赜,妙语通神。"汪琥《伤寒论辨证广注》评："此皆发明仲景微奥之旨,书名'发微',称其实矣。"

3.《伤寒九十论》

《伤寒九十论》1卷,成书于1149年,共90论,是许叔微治伤寒的医案集,是现存最早的治疗伤寒的医案集,开创了中医治疗伤寒的医案书籍先河。每论首记病例及治疗经过,然后加以评述。以《黄帝内经》《难经》《伤寒论》等典籍为依据,加以剖析,阐发病机和用药心得。其中,既有成功经验,也有不治的病例,是现存最早的治疗伤寒的医案集。俞震《古今医案按》评："仲景《伤寒论》,犹儒书之《大学》《中庸》也,文词古奥,理法精深,自晋迄今,善用其书者,惟许学士叔微一人而已。所存医案数十条,皆有发明,可为后学楷模。"

4.《普济本事方》

《普济本事方》,成书于1132年,共10卷,是许叔微所著的方书,选方精细,用药严谨,注重实效。书中共收录方剂373首,既有古代文献中的方剂,也有自拟方、民间单方,书中处方简单,选药精微。每首方先列主治、方药、用量,再录治法、服法。这些方中多丸、散、膏、酒、粥、针灸、按摩,还有汤剂,其中煮散最多。余瀛鳌评："许叔微晚年所撰《普济本事方》选方精审,制方严谨,注重实效,并附列个人治案,反映了他对各科临床的证治心得,故素为医家所推崇。"

5.《续本事方》

《续本事方》,成书于1143年,共10卷。该书按病分为治诸虚等病用药总论、治诸积热等疾、治诸风等疾、治诸气冷等疾、治诸腰痛等疾、治脾胃等疾、治口舌牙齿诸疾、治诸眼目等疾、治诸喘嗽等疾、治诸瘰疬等疾、治鼻耳诸疾、治痈疖诸疾、治水肿等疾、治诸泻痢等疾(附大便秘)、治诸痔漏等疾、治打扑伤损等疾、治诸寒疟等疾、治肠风酒痢等疾、治诸寸白虫等疾、治妇人诸疾、治小儿诸疾、治诸杂病等。其中收录311方。书中述评较少。

（二）理论建树

许叔微的一生对《伤寒论》的研究多有阐发，对临床各科制方用药也提出了不少新的理论观点。

1. 研究伤寒，按症类证

《伤寒杂病论》是东汉张仲景的名著，该书初步形成了中医对外感和内伤杂病的辨证论治体系。其中《伤寒论》主要是对外感病的发生、发展、传变等整个过程的辨证论治。因该书是条文札记，理论阐释较少，对疾病理法方药的解释也不具体，不便于后学医者学习和运用。许叔微将《伤寒论》53 个症状进行归纳，采用按症类证的方法，把《伤寒论》中具有同一症状的若干方证汇集起来，赋以歌诀，辅以注解。简明扼要，易于记诵。这一方法既体现了中医辨证论治之精髓，也便于临床运用。他的《伤寒百证歌》就是按症类证研究和运用《伤寒论》的最早的专著。例如，《伤寒百证歌·第六十九证》曰："腹痛有实亦有虚，要观证与脉何如。尺脉带弦并泄利，阳明虚痛建中须。关脉若实大便秘，更加腹满实中居。阴证腹痛四逆散，下之腹痛桂枝去。胃中有邪胸中热，呕吐黄连汤可除。"

2. 伤寒表证，三纲鼎立

明代方有执在《伤寒论条辨》中提出"风伤卫，寒伤营，风寒两伤营卫"，有学者认为，自此中医学的伤寒表证形成了"三纲鼎立"学说。实际上伤寒表证的"三纲鼎立"说是许叔微在王叔和、孙思邈的学说基础上提出的。王叔和在《脉经·卷第七》曰："风则伤卫，寒则伤荣，荣卫俱伤，骨节烦疼，当发其汗。"孙思邈在《千金翼方·卷之九》曰："夫寻方之大意，不过三种，一则桂枝，二则麻黄，三则青龙，此之三方凡疗伤寒不出之也。"许叔微在《伤寒百证歌·第二证》曰："一则桂枝二麻黄，三则青龙如鼎立。"《伤寒九十论·大青龙汤证》曰："桂枝、麻黄、青龙皆表证发汗药，而桂枝治汗出恶风，麻黄治无汗恶寒，青龙治无汗而烦，三者皆欲微汗解。"可见，伤寒表证的"三纲鼎立"至宋代许叔微已有了雏形。

3. 六经八纲，辨治纲领

对伤寒的发生发展传变如何辨证？许叔微明确六经和八纲是伤寒的辨证纲领。他在《伤寒九十论》曰："盖仲景有三阴三阳，就一证中又有偏胜多寡，须是分明辨质,在何经络,方与证候相应,用药有准。"在《伤寒发微论·论表里虚实》曰:"伤寒治法,先要明表里虚实,能明此四字,则仲景三百九十七法可坐而定也。何以言之? 有表实、有表虚、有里实、有里虚、有表里俱实、有表里俱虚。"可见,他对伤寒的八纲辨证是以表里虚实为先,而在此基础上再分辨阴阳寒热。例如,他在《伤寒百证歌》曰:"恶寒发热在阳经,无热恶寒病发阴;阳宜发汗麻黄草,阴宜温药理中宁。"可见,八纲辨证能揭示六经证之实质,而六经辨证能丰富八纲辨证之内容,只有将六经与八纲结合起来,才能提高伤寒辨证的正确性。

4. 伤寒虚受,重视真气

《素问·评热病论篇》曰:"邪之所凑,其气必虚。"《灵枢·百病始生》曰:"此必因虚邪之风,与其身形,两虚相得,乃客其形。"这都是说感邪为病,正气是疾病发生之根本,邪气是疾病发生之条件,正气在感邪疾病发生中处于主导地位。疾病的发生与变化,不外乎正邪相搏的结果,伤寒的发生发展变化也不外乎正气与邪气相争的结果。真气,又名元气,是人体生命活动的原动力。《素问·上古天真论篇》曰:"恬惔虚无,真气从之……精神内守,病安从来。"许叔微是研究伤寒的大家,他精究仲景之要旨,对《伤寒论》中伤寒的辨治提出"以真气为主"的观点。他在《伤寒发微论》曰:"伤寒不问阴证阳证,阴毒阳毒,要之真气完壮者易医,真气虚损者难治。"《伤寒九十论》曰:"或问伤寒因虚,故邪得以入之。今邪在表,何以为表实也? 予曰:古人称邪之所凑,其气必虚。留而不去,其病则实。盖邪之入也,始因虚,及邪居中,反为实矣。"总之,真气的盛衰不仅决定感邪的深浅、病情的轻重,而且决定疾病的预后转归。

5. 虚劳分治,治劳补子

虚劳是由多种原因所致的久虚不复的一类慢性衰弱性病证的总称。"虚"者,阴阳、气血等不足;"劳"者,久虚不复,虚损日久。可见,虚劳之病是因虚致病,因病成劳;或因病致虚,久虚不复成劳。正如《医宗金鉴·虚劳总括》曰:"虚者,阴阳、气血、荣卫、精神、骨髓、津液不足是也。损者,外而皮、脉、肉、筋、骨,内而肺、心、脾、肝、肾消损是也。成劳者,为虚损日久,留连不愈,而成五劳、七伤、六极也。""虚则补其母,实则泻其子"是中医治疗疾病的常法,是依据《难经·七十五难》中"子能令母实,母能令子虚"提出来的。而许叔微则认为,治虚治劳当有区别:治虚可补其母,而治劳当补其子。正如《伤寒九十论·汗后劳复证》记载的"《难经》曰：虚则补其母，实则泻其子，此虚则当补其母也。《备急千金要方》心劳甚者，补脾气以益其心，脾旺则感于心矣。此劳则补其子也。盖母生我者也，子继我助我也"。子病则母虚，子壮则母实。

(三) 临证诊治

1. 创立新方，承前启后

《普济本事方》中有许多方剂都是许叔微自己创制的。他依据中医方剂的组方原则，或化裁古方，或创制新方，创制了许多既有效又实用的方剂。例如，珍珠丸、黄芪建中加当归汤、七珍散、双和散、黄芪丸、椒附散、人参丸、川芎散、钩藤散、羚羊角散、芎附散、槐花散、枣膏丸、青盐丸、化痰丸、猪苓丸、诃子散、实脾散、茯苓散、地黄丸等。其中很多方剂至今仍比较常用。也因此，后世有的学者把他称为"宋代方剂学家"，他在中医方剂学发展史上起到了承前启后的作用。

2. 诊断疾病，内脉外形

许叔微诊断疾病强调内脉外形，他在《伤寒百证歌·第六十五证》曰："内脉外形当仔细。"在《伤寒百证歌·第九十一证》曰："外审证，内凭脉，内外并观斯两得。"外形即外在的症状表现，内脉即反映内在的脉象变化。内脉外形即中医的脉症互参。只有脉症互参，临床诊断才能得出准确的结论。许叔微对脉诊尤为重视。他的《伤寒百证歌》首篇先将脉分阴阳，简明扼要地指出了脉象的阴阳属性；他在《伤寒发微论》中有"论仲景缓沉迟三脉"；他曾著《仲景脉法三十六种图》，可惜已失传等。这些都说明许叔微对脉诊之重视。

3. 论治中风，肝虚风动

中风病，始见于《黄帝内经》，多指外受风邪所引起的病症。汉代张仲景在《金匮要略》也专设中风篇，认为中风之病因为经络空虚，风邪入中。至宋代，医家对中风病因的认识也没有超出"内虚邪中"的范畴。《普济本事方》开篇即"中风肝胆筋骨诸风"。许叔微对中风的认识虽也以外风为主立论，但对内风以肝虚风动立论，确有一定的创见。例如，《普济本事方》中的"治肝经因虚，内受风邪，卧则魂散而不守，状若惊悸，珍珠丸""治风在肝脾，语塞脚弱，大便多秘，地黄酒""离至乾，肾气绝而肝气弱，肝肾二脏受阴气，故发于是时"等，都是以肝虚风动立论。

4. 治疗慢病，从肾论治

许叔微在五脏之中尤重肾脏，如《普济本事方》曰："有人全不进食，服补脾药皆不验……此病不可全作脾虚。盖因肾气怯弱，真气衰劣，自是不能消化饮食，譬如鼎釜之中，置诸米谷，下无火力，虽终日米不熟，其何能化?"他在《普济本事方》中又曰："消渴者，肾虚所致……若腰肾气盛，是为真火，上蒸脾胃，变化饮食，分流水谷，从二阴出。精气入骨髓，合荣卫行血脉，营养一身。"《续本事方》记载"肾经虚则乃五脏六腑衰极而渐至肾，则诸病生也"等。许叔微认为疾病既久多与肾有关，因此，他治疗一些慢性杂病，如水饮、浮肿、泄泻、遗精、脚气、眩晕、消渴等都多从肾论治。正如张介宾在《景岳全书·传忠录下·命门余义》记载"许知可曰：补脾不若补肾。"

5. 肾闭精泄，导水使通

许叔微不仅主张对多种疾病的治疗从肾论治，而且还提出了"肾气闭即精泄""导肾气使通"之说。例如，《普济本事方》记载"经曰：肾气闭即精泄。《素问》云：肾者作强之官，伎巧出焉。又曰：肾气藏精。盖肾能摄精气以生育人伦者也。或敛或散，皆主于肾。今也肾气闭，则一身之精气无所管摄，故妄行而出不时也。猪苓丸一方，正为此设……盖半夏有利性，而猪苓导水。盖导肾气使通之意也。予药囊中尝贮此药，缓急以与人，三五服皆随手而验"。这是许叔微提出的治疗因肾气闭而肾失封藏之遗精、梦遗，用猪苓丸以导水开结，使肾气开则肾精藏则精涩。

二 现代运用

许叔微的学术思想内容丰富，对临床各科制方用药都有较高的造诣，尤其对仲景学说研究精深，是当之无愧的伤寒临床家。

(一) 医疗资料，医案传承

中医医案是记载患者病情、诊断、治疗及预后等医疗实践的案卷，是患者的诊疗档案，也是中医传承医疗经验的重要手段。我国最早治疗伤寒的医案集，就是许叔微所撰的《伤寒九十论》，对中医医案学的形成和日臻完善起到了不可磨灭的奠基作用；对中医临证经验的传承做出了前所未有的贡献。至今，中医医案

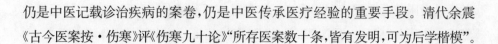

仍是中医记载诊治疾病的案卷,仍是中医传承医疗经验的重要手段。清代余震《古今医案按·伤寒》评《伤寒九十论》"所存医案数十条,皆有发明,可为后学楷模"。

(二)临证治病,先祛邪后议补

临床上,新病多实,久病多虚中夹实。许叔微主张临证治病当先祛邪后议补。只有祛邪为先,才能邪去正安。例如,他治疗梦遗,认为"梦遗,不可全作虚冷,亦有经络热而得之",导肾气使通则梦遗愈。这是"通因通用",祛邪为先的治梦遗法。他治泄泻,"痼冷在肠胃间,连年腹痛泄泻,休作无时,服诸热药不效,宜先取去,然后调治易瘥,不可畏虚以养病也,宜温脾汤*"他治痢疾说"大凡痢有沉积者,不先去其积,虽安暂安,后必为害"。他治积聚说"大抵治积,或以所恶者攻之,以所喜者诱之,则易愈"都是强调临证治病,以祛邪为先。这一观点至今对中医诊治疾病仍具有重要的指导价值。

(三)温补学派,补脾并补肾

脾为后天之本,气血生化之源;肾为先天之本,人体阴阳之根。脾主运化有赖肾阳的温煦;肾主藏精有赖脾胃化生水谷精微的充养。脾与肾在生理方面相互资生、相互依赖,在病理方面相互影响、相互合并。许叔微认为肾如薪火、脾为鼎釜,因脾与肾相互资生,所以治疗脾、肾疾病,可间接地补益脾、肾。正如许叔微形象地比喻肾火与脾土的关系说:"譬如鼎釜之中,置诸米谷,下无火力,虽终日米不熟,其何能化?"(《普济本事方·补脾并补肾论》);"凡下部肾经虚者,不必补之。至妙之法有二:一则但补脾护胃,使进饮食而全谷气……"(《续本事方·治虚进食生血气并论》)许叔微在五脏中对脾、肾的阐发较多,治疗疾病又善用温补脾肾之法,这对中医温补学派的形成和发展起到了举足轻重的作用。这一理论至今对中医治疗疾病仍具有重要的指导价值。

(四)历节治疗,虫类通络

痹证是因风、寒、湿、热之邪侵入机体,闭阻经络,内生痰浊、瘀血、毒热,导致肢体关节、肌肉、筋骨酸痛、麻木、重着、僵直,甚或关节肿大、灼热、畸形,以

---

* 温脾汤:厚朴、干姜、甘草、肉桂、附子、大黄。

及活动受限等为主要表现的病症。本病易于反复发作,且逐渐加重,甚至累及脏腑。本病包括历节、风湿痹、骨痹、肌痹等病证。许叔微在《普济本事方》中专列"风寒湿痹白虎历节走注诸病"篇,对痹证历节的论治,分实证和虚实夹杂证,治疗主张辨证使用祛风、除湿、散寒、温经、化瘀和补虚法,尤其对历节诸痛,昼静夜剧,主张用温经散寒,虫类通络法。这是其治疗历节诸痛的独到之处,也为叶天士"久病入络"理论的提出奠定了基础。至今仍指导着中医对急性风湿性关节炎、痛风等疾病的治疗。

许叔微创立验方举隅如下。

1. 实脾散

组成:大附子(炮,去皮)1 个,草果子(去皮)60 g,干姜(炮)60 g,炙甘草30 g,大腹(连皮)6 个,木瓜(去瓤,切片)1 个。

用法:上药用水于砂器内同煮,焙干,共研细末,每服 9 g,滚开水冲服,饭前服。

功用:温补脾肾,行气利水。

主治:脾肾阳虚型水肿。

现代运用:本方常用于脾肾阳虚型的肾病综合征水肿、肺源性心脏病顽固性水肿、老年特发性水肿,以及肝硬化腹水等疾病。

2. 珍珠丸

组成:珍珠母、当归、熟地黄、干地黄各 45 g,人参、炒熟酸枣仁、柏子仁各30 g,犀角(代用水牛角)、茯神、沉香、龙齿各 15 g。

用法:上药为细末,炼蜜为丸,如梧子大,辰砂为衣,每服四五十丸,金银薄荷汤送下,每日午、夜卧服。

功用:滋阴息风,养心安神。

主治:肝经阴虚,内受风邪,卧则魂散而不收,状若惊悸。

现代运用:常用于高血压、心律失常、神经症、更年期综合征、脑震荡后遗症,以及癔症等。

3. 七珍散

组成:人参(去芦)30 g,白术 30 g,炙黄芪 30 g,山芋(即山药)30 g,白茯苓(去皮)30 g,粟米(即小米,微炒)30 g,炙甘草 30 g。

用法:上药研为细末。每服 6 g,用水 150 毫升,加生姜、大枣同煎至 110

毫升,温服。

功用:开胃,益气,进食,调脾胃。

主治:脾虚胃弱,病后不思饮食。

现代运用:常用于胃癌术后消化不良、慢性胃炎、胃及十二指肠溃疡,以及消化功能减退等。

4. 钩藤散

组成:钩藤、陈皮(去白)、半夏(汤浸洗七遍,薄切,焙干)、麦冬(去心)、茯苓(去皮)、茯神(去木)、人参(去芦)、甘菊花(去萼梗)、防风各15 g,炙甘草5 g,石膏20 g。

用法:上为粗末。每服15 g,水一盏半,生姜7片,煎八分,去滓,温服。

功用:平肝息风,化痰健脾。

主治:肝厥头晕。

现代运用:常用于高血压、内耳性眩晕,以及高血压脑病等。

5. 槐花散

组成:槐花(炒)、侧柏叶(杵焙)、荆芥穗、枳壳(麸炒)各等份。

用法:为细末,每服6 g,开水或米汤调下;亦可作汤剂,水煎服,用量按比例酌定。

功用:清肠止血,疏风行气。

主治:肠风脏毒之便血,症见便前出血,或便后出血,或粪中带血,以及痔疮出血,血色鲜红或暗红,舌红,苔黄,脉数。

现代运用:常用于痔疮便血,肠胃疾病便血属血热者。

6. 枣膏丸

组成:葶苈(去芦,隔纸炒香)、陈橘皮(去白)、桔梗(炒)各等份。

用法:先以后二味为末,入葶苈研匀,煮肥枣肉和丸,如梧子大。每服5~7丸,饮下(许叔微曾患停饮,久积肺经,食已必嚏,渐喘觉肺系急,服此良验)。

功用:泻肺行水,化痰平喘。

主治:肺之积名曰息贲,在右胁下大如杯,令人洒淅寒热,喘嗽,发痈疽。

现代运用:常用于慢性支气管炎、肺气肿、支气管哮喘,以及胸腔积液等。

7. 生胃汤

组成:丁香14个,白豆蔻(撰大,碾破,微炒)10个,缩砂(撰大,碾破,微炒)18个,白术、白茯苓、陈皮(去白,炒)、黄芪各1分(约各9g),干姜、沉香、甘草、木香各2铢(约1.5g),半夏(撰大,切薄,汤浸七次,炒)5个。

用法:上十二味,做一贴,水二盏半,生姜7片,煎八分,去滓空心热服。

功用:醒脾和胃,化湿止呕。

主治:不思饮食。

现代运用:常用于慢性胃炎、胃肠神经症,以及消化不良等。

8. 麝香丸

组成:生川乌(大八角者)3个,生全蝎21个,生黑豆21粒,地龙15g。

用法:上药为细末,入麝香0.2g,同研匀,糯米糊为丸,如绿豆大,每服7丸,甚者10丸。夜卧空腹温酒下,微出冷汗一身,便瘥。

功用:搜风除湿,通经活络。

主治:白虎历节,诸风疼痛,游走无定,状如虫咬,昼静夜剧。

现代运用:常用于急性风湿性关节炎、痛风等。

附 医案举隅

许叔微留下的医案较多,主要见于《伤寒九十论》和《普济本事方》。下面介绍几则案例。

虚人伤寒案

昔有乡人丘生者病伤寒。予为诊视,发热头疼烦渴,脉虽浮数而无力,尺以下迟而弱。予曰虽属麻黄证,而尺迟弱。仲景云:"尺中迟者,荣气不足,血气微少,未可发汗。"予于建中汤加当归、黄芪令饮,翌日脉尚尔,其家煎迫,日夜督发汗药,言几不逊矣,予忍之,但只用建中调荣而已。至五日尺部方应,遂投麻黄汤,啜第二服,发狂,须臾稍定,略睡已得汗矣。信知此事是难,仲景虽云不避昼夜,即宜便治,医者亦须顾其表里虚实,待其时日,若不循次第,暂时得安,亏损五脏,以促寿限,何足贵也(《普济本事方·伤寒时疫上·黄芪建中加当归汤》)。

评述:本案是扶正后祛邪的案例。临证时,当病证表现尚不完全符合某方证,可以创造条件,等待时机成熟,完全符合时再用。《伤寒论》中只列了伤寒表实证用麻黄汤法,未列虚人伤寒的治方。对虚人伤寒,许叔微先用小建中汤加当归、黄芪以补虚,待体虚恢复,再用麻黄汤发汗而病除。

阴毒证案

朱保义抚辰,庚戌春,权监务。予一日就务谒之,见拥炉忍痛,若不禁状。予问所苦,小肠气痛,求予诊之。予曰六脉虚浮而紧,非但小肠气,恐别生他疾。越数日再往,卧病已五日矣。入其室,见一市医孙尚者供药。予诊之曰此阴毒证,肾虚阳脱,脉无根蒂。独见于皮肤,黄帝所谓悬绝,仲景所谓瞥如羹上肥也。早晚喘急,未几而息已高矣。孙生尚与术附汤、灸脐下。予曰虽卢扁之妙,无及矣,是夕死。故论伤寒以真气为主(《伤寒九十论·肾阳虚脱证八》)。

评述:本案是阴毒证、肾虚阳脱证。阴毒证以真气强者易治,真气弱者难治,真气不守、真气竭者不治。因为治疗阴毒证,其毒证宜泻下排毒,若真气弱,则下之便脱;其阴证宜温,若真阴弱,温之则客热便生。所以对这类疾病,医者难以用药。

癃 闭 案

顷在徽城日,歙尉宋荀甫,膀胱气作疼不可忍,医者以刚剂与之,疼愈甚,小便不通三日矣,脐下虚胀,心闷。予因侯之,见其面赤黑,脉洪大。予曰:投热药太过,阴阳痞塞,气不得通。为之奈何?宋尉尚手持四神丹数粒,云:医者谓痛不止,更服之。予曰:若服此定毙,后无悔。渠恳求治。予适有五苓散一两许,分三服,易其名,用连须葱一茎,茴香一撮,盐一钱,水一盏半,煎七分,令接续三服,中夜下小便如墨汁者一二升,脐下宽得睡。翌日诊之,脉已平矣,续用硇砂丸与之,数日瘥。大抵此疾因虚得之,不可以虚而骤投补药。经云:邪之所凑,其气必虚,留而不去,其病则实。故必先涤所蓄之邪,然后补之,是以诸方多借巴豆气者,谓此也(《普济本事方·膀胱疝气小肠精漏·茴香散》)。

评述:本案属寒水内闭,气化失司的癃闭案,因过用热药而致病情加重。强调临证时,不可以因阴寒内闭而过用热药。这样会造成病情恶化。应当用疏利法,化气利水,通利小便,先当开闭,使小便通,阴寒去,阳气复,则病除。

呕 吐 案

曹生初病伤寒，六七日，腹满而吐，食不下，身温，手足热，自利，腹中痛，呕，恶心。医者谓之阳多，尚疑其手足热，恐热蓄于胃中而吐呕，或见吐利而为霍乱。请予诊，其脉细而沉，质之曰太阴证也。太阴之为病。腹满而吐。食不下，自利益甚，时腹自痛。予止以理中丸，用仲景云如鸡子黄大，昼夜投五六枚，继以五积散，数日愈（《伤寒九十论·太阴证第二十三》）。

评述：本案为伤寒太阴虚寒证，当温中健脾，用理中丸治之。但前医不明，误诊为阳热内盛证。许叔微看后，批评前医误诊。患者病属太阴本证，当用理中丸治之。患者经治疗后，数日而愈。本案提示，医者临证时，当明辨病证，避免误诊误治。

热入血室案

辛亥中寓居毗陵，学官王仲礼，其妹病伤寒发寒热，遇夜则如有鬼物所凭，六七日忽昏塞，涎响如引锯，牙关紧急，瞑目不知人，疾势极危，召予视。予曰：得病之初，曾值月经来否？其家云：月经方来，病作而经遂止，得一二日，发寒热，昼虽静，夜则有鬼祟。从昨日来，涎生不省人事。予曰：此名热入血室也。医者不晓，以刚剂与之，遂致胸膈不利，涎潮上脘，喘急息高，昏冒不知人，当先化其涎。后除其热，予急以一呷散投之，两时顷，涎下得睡，省人事，次授以小柴胡加地黄汤，三服而热除，不汗而自解矣（《普济本事方·伤寒时疫上·小柴胡加地黄汤》）。

附　一呷散：大天南星（以河水露星宿下浸四十九日，浸毕取出，用米泔水洗去滑，焙干为细末），每服大人用一钱，小儿减量。并用生姜薄荷汤调服。如牙关紧急，口禁不开，即斡开口，先以此药末揩牙，须臾开口，即温温灌之。

评述：本案是热入血室案，当用小柴胡汤和解之，但前医不识，误用峻剂发汗，而发变证，昏不知人。许叔微诊治，先以一呷散治其变证，继用小柴胡汤加地黄汤治其本证。患者服后，三剂热除，不发汗而寒热自解。

三 结语

许叔微是一位自学成才的著名医家，在宋代医界举足轻重。他的人生经历是先行医，中做官，后又行医。他对仲景学说研究精深，以研究和活用《伤寒论》著称，是经方派创始人之一。他临证经验丰富，治疗方法多有创新。他提出从肝虚风动治疗中风，从肾论治五脏杂病，用导水开结法治疗遗精，治病提倡先祛邪后议补。他一生创制了许多新方，也因此被称为"宋代方剂学家"。他开启了后世医案专著之先河。他心慈近佛，志虑忠纯，遇事敢言，为人豪爽，弃官归医，终享"名医进士"之誉，百姓奉之为神医。

（华　琼）

第 四 讲
金元寒凉派创始人刘完素

刘完素,字守真,自号通玄处士,别号守真子,世称刘河间,金代河间人(今河北省河间市),金代杰出的医学家,金元四大家之代表人物。刘完素一生偏重对《黄帝内经》的研读,他在继承《黄帝内经》理论的基础上,创"火热论",提出"六气皆从火化",善于运用寒凉方药治疗火热病症,故后世也称他作"寒凉派",是寒凉学派的创始人,也是攻下派、滋阴派、温病学派的奠基人。

刘完素出生于洋边村(今肃宁县师素村),幼年丧父,于北宋政和七年(1117年),因水灾随母逃难,定居今河间县十八里营村(今刘守村)。刘完素家境贫寒,但其自幼聪慧,耽嗜医书,因母病,三次延医不至,而不幸病逝,便立志学医。

25岁(1135年),刘完素开始研究《黄帝内经》,一边钻研一边行医,手不释卷,日夜不辍。

45岁(1155年)前后,因河间地区是金人进攻中原的主要战场之一,当时天灾人祸,疾病横生。刘完素研究出用寒凉法治疗传染性疫毒病,结果疗效惊人,声誉渐高。

62岁(1172年),撰著《黄帝素问宣明论方》。随着他的火热论广为流传,师从者甚多。

76岁(1186年),撰著《素问玄机原病式》《内经运气要旨论》《伤寒直格》等书。之后私淑者也甚多,开创了金元医学发展的新局面,形成金元时期一个重要的"河间学派"。

80岁(1190年),医术高超,声名远扬,金代章宗皇帝三次征召他去朝中做官,均被他辞去,章宗爱其才德,赐"高尚先生"。

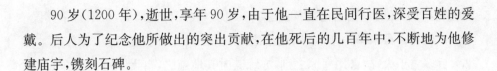

90岁(1200年),逝世,享年90岁,由于他一直在民间行医,深受百姓的爱戴。后人为了纪念他所做出的突出贡献,在他死后的几百年中,不断地为他修建庙宇,镌刻石碑。

一　医学成就

(一) 著书立说

刘完素一生著述较多,主要有《素问玄机原病式》《黄帝素问宣明论方》《素问病机气宜保命集》《伤寒直格》《三消论》《内经运气要旨论》《治病心印》等。后人多把刘完素的主要著作统编成《河间六书》《河间十书》。

1.《黄帝素问宣明论方》

《黄帝素问宣明论方》是依据《素问》病机学说,据证制方之集成,全书分为15卷,18门,载方348首。卷一、卷二首先归纳整理出《素问》中所记载的煎厥、薄厥、风消等有证无方的疾病,补充了《素问》多病候而少方药的不足;卷三至卷十五列风、热、伤寒、积聚、水湿、痰饮、妇人等18门。每门先列总论,阐明病因病机、治则和宜忌等,然后序列方药,每证各有主治之方,有攻有补,既是对证处方之法,又发展了仲景之学,开辟了寒凉之门径,避免了方偏燥热之陋习。

《四库全书总目提要》评:是书皆对病处方之法,首诸证门,自煎厥、薄厥、飧泄、膜胀,以及诸痹心疝凡61证,皆采用《黄帝内经》诸篇,每证各有主治之方,一宗仲景。次诸风、次热、次伤寒、次积聚、次水湿、次痰饮、次劳,用药多寒凉及汗、吐、下三法,当时多异议,故书中辩论之处为多。

2.《素问玄机原病式》

《素问玄机原病式》是刘完素最具代表性的著作,也是其晚年学术思想之写照,其主要以《素问·至真要大论篇》中病机十九条为基础,整理归纳为五运主病,六气为病11条,并以此为纲,逐条阐发,提出治则。本书补充了《黄帝内经》病机内容之不足,扩大了"病机十九条"的症状范围,为后世滋阴学派、攻下学派、温病学派的形成奠定了理论基础。

《郑堂读书记》评:守真谓医者,唯以别阴阳虚实,最为枢要,识病之法,以其病气,归于五运六气之化,明可见矣……仍以改正世俗谬说,虽不备举其误,其意以明矣。虽未备论诸病,以此推之,则识病六气阴阳虚实,几于备矣。其书大旨多主于火,故喜用寒凉之剂,亦缘其时其地施之,自无不可。张介宾《传忠录》极诋之,殊不知喜用温补,亦仍不免偏主之弊耳。

3.《三消论》

《三消论》以《黄帝内经》有关消渴病的理论为基础,认为脾肾亏虚,燥热内生,胃肠三焦玄府郁闭,气液代谢障碍为消渴病的主要病机。《三消论》总结了宋代以前医家有关消渴的论述和发明,对消渴的病因、辨证及治法做了比较深入的阐释和发挥,从而系统化了消渴病的脉因证治,对后世医家诊治消渴病起到重要的作用。

(二)理论建树

刘完素的一生创建了较多的中医理论观点,诸如阐发"火热论",提出"六气皆能化火"观点,提出"玄府气液说"等。

1. 创"火热论"

以火热为导致多种病症的原因,是刘完素阐发病变机制的主要内容之一,他的火热论可以从三个方面来说明。

(1) **火热为病的广泛性**:首先他把《素问》病机十九条属于火热病症的范围予以扩大,在《素问·至真要大论篇》病机十九条中,属于火的5条,属于热的4条,属于五脏的各1条,属于寒、湿、风、上、下的各1条。在这十九条中共概括的病证36个,其中火热病证18种。而在《素问玄机原病式》中共概括的病证91个,其中火热病证56种。火热病证比病机十九条多出38种。可见,刘完素增补的大多数都是属于火热的病证,说明火热为病的广泛性。

(2) **六气皆能化火**:刘完素在谈论火热与风、寒诸气的关系时,强调风、湿、燥、寒诸气在病理变化中,皆能化热生火;而火热也往往是产生风、湿、燥、寒的原因之一。例如,风与火热的关系,刘完素认为风属木,木能生火,故"火本不燔,遇风冽乃焰"。反之,病理上的风,又每因热甚而生。他说:"风本生于热,以热为本,以风为标,凡言风者,热也,热则风动。"故风之于火热,在病变过程中,多为兼化的关系。

所以他在解释"诸风掉眩"的病机时说:"所谓风气甚而头目眩晕者,由风木旺,必是金衰不能制木,而木复生火,风火皆属阳,阳主乎动,两动相搏,则为之旋转。"所以对这种由火生的风,在治疗时当用清凉之剂,即《素问》所谓"风淫于内,治以辛凉"的道理。

湿之于火热,不仅是由于"积湿成热",更重要的是"湿为土气,火热能生土湿"。他说:"湿病本不自生,因于大热怫郁,水液不能宣通,即停滞而生水湿也。"这种病变,反映在临床上,则多为水肿。所以他说:"诸水肿者,湿热之相兼也""湿热相搏,则怫郁痞隔,小便不利而水肿也。"因此,刘完素治这种湿热兼化的水肿腹胀,则主张用"辛苦寒药为君"以利其大小便,并说:"以其辛苦寒药,能除湿热怫郁痞隔故也。"

刘完素认为,燥病的形成或由于寒凉收敛,气血不通所致,故"冬月甚,夏月衰"。或由于中寒吐泻,亡液而成燥。但更多见的燥病,乃是"风能胜湿,热能耗液"的结果。例如,"风热耗损水液,气行壅滞,不得滑泽通利,则皮肤燥裂,肢体麻木不仁。"又如,"大便干涩,乃大肠受热,化成燥涩"的亦属常见。即使是秋凉成燥,亦每多为火热同化所致。故刘完素说:"金燥虽属秋阴,而其性异于寒湿,反同于风热火也。"因此,燥和风热分不开。在治疗上,刘完素则主张:"宜开通道路,养阴退阳,凉药调之,慎服乌附之药。"

至于寒气,除阴盛阳衰而为"中寒"(即里寒)者外,其他如感冒寒邪,或内伤生冷,"冷热相并",均能使"阳气怫郁,不能宣散"而生热,不可便认为寒。

(3) 五志过极皆化热:《素问玄机原病式》曰:"五脏之志者,怒、喜、悲、思、恐也,悲一作忧,若五志过度则劳。劳则伤本脏,凡五脏所伤皆热也。""多喜为癫,多怒为狂,然喜为心志,故心热甚多喜而为癫也。怒为肝志……故肝实则多怒而为狂也,况五志所发皆为热。""由乎降息失宜而心火暴甚,肾水虚衰不能制之,则阴虚阳实而热气怫郁……由五志过极皆为热甚故也。"由此可见,五志过极也皆能化热、化火。

(4) 火热病的治法:刘完素对病机力倡火热,所以证治主用寒凉,他对火热病的治法,因证而治,强调明辨表里,独有创新。

1) 表证:他认为表证固应汗解,但"怫热郁结"于表,绝非辛热药所宜,致表虽解而热不去。惟有用辛凉或甘寒以解表,则表解热除,斯为正治。临床时的具体施用,简要概括之,则是夏季暑热当令,一般不宜用麻黄、桂枝等辛热解表;若必须用时,也应适当加入寒性药物,否则就会助长热邪而发生他变。故以"甘草、滑石、葱、豉等发散为最妙"。阳热郁遏于表,虽亦见恶寒战栗诸症,实为阳热郁极而产生的假象,不能辛热解表以助其热,而应以石膏、滑石、甘草、葱、豉等开发其郁结,必须从脉证上细心分辨。表证而兼有内热的,一般可用表里双解的办法,如防风通圣散、双解散,即为表里双解之剂。以散风壅,开结滞,使气血宣通,郁热便自然解除了。表证依法汗之不解,前证别无变异者,通宜凉膈散调之,以退其热;若汗后热退不尽,可用天水散、黄连解毒汤、凉膈散等,以"调顺阴阳,洗涤脏腑"余热;若汗后不解,而下证又未全者,可用白虎汤清之。

2) 里证:里证用下法,可根据以下三种情况灵活运用。表证已解,而里热郁结,汗出而热不退者,都可用下法。可下之证在临床上的表现,多有目睛不了了、腹满实痛、烦躁谵妄、脉来沉实诸症,也就是热邪郁结在里的反映。必须以大承气汤或三一承气汤下其里热。热毒极深,以致遍身清冷疼痛、咽干或痛、腹满实痛、闷乱喘息、脉来沉细,乃热蓄极深,阳厥阴伤所致。其病变已影响到血分,就不能单纯用承气汤攻下,而必须和黄连解毒汤配合使用。在大下之后,热势尚盛,或下后湿热犹盛而下利不止的,可用黄连解毒汤清其余热。必要时可兼以养阴药物。若下后热虽未尽,而热下盛者,则宜用小剂量黄连解毒汤,或凉膈散调之。

2. 玄府气液论

刘完素认为玄府是气液通行的窍道,又称作气孔、气门、腠理、鬼神门等。若就人体而言,则是皮肤、毛发、肌肉、筋膜、爪甲、牙齿、骨骼、四肢、九窍、经络、脏腑等一切器官组织上用于运输气液的腠理和门户。他说:"然皮肤之汗孔者,谓泄气液之孔窍也。一名气门,谓泄气之门也;一名腠理者,谓气液出行之腠道纹理也;一名鬼神门者,谓幽冥之门也;一名玄府者,谓玄微府。然玄府者,无物不有,人之脏腑、皮毛、肌肉、筋膜、骨骼、爪牙,至于世之万物尽皆有之,乃气出入升降之道路门户也。"只有玄府通畅,元气和津液等营养物质才能在体内流通宣散,全身脏腑组织器官才能得以滋养而发挥其正常生理功能。否则,邪气阻遏,玄府闭塞、气液不能宣通,则火热怫郁、湿热内阻、阳明腑实,出现各种病理变化。针对玄府气液闭塞,治疗当开发郁结、宣通气液。因此,刘完素治病十分强调一个"通"字。王好古《此事难知》称赞说:"刘氏用药务在推陈致新,不使少有怫郁,正造化新新不停之义,医而不知此,是无术也。"

刘完素玄府气液论,其要旨在于研究人体气、血、津液、精等精微物质在幽微难见的玄府中的运行情况。玄府是气液运行的微观通道,气液是玄府通道中精微物质,两者可分不可离。既要有玄府微观通道的通畅,又要有气液精微物质的充盛,两者同时必备,才能维护机体的正常生理活动。玄府闭塞或者气液亏虚,都会导致机体发病。可见,刘完素玄府气液论是他对人体生理、病理的独特见解和精湛认识,极大地丰富和发展了中医生理学理论和中医病机学理论,是中医生理学和病理学的一个重要组成部分。

3. 亢害承制论

"亢则害,承乃制,制则生化"首见于《素问·六微旨大论篇》,此句概括了运气运动变化的基本规律。有了亢害承制才有了四时天地阴阳变化、人体生理病理的变化。刘完素运用亢害承制的理论,结合自己的临床经验,用以解释病因、症状,以及亢害与表现的内在联系。例如,"亢则害,承乃制,故病湿过极则为痉,反兼风化制之也;病风过极则反燥,筋脉劲急,反兼金化制之也;病燥过极则烦渴,反兼火化制之也;病热过极而反出五液,或为战栗恶寒,反兼水化制之也。其为治者但当泻其过甚之气,以为病本,不可反误治其兼化也,然而兼化者乃天地造化抑高之道,虽在渺冥恍惚之间而有自然之理……夫五行之理甚而无以制之,则造化息矣。"这是说当六气亢盛到一定程度就会表现一些假象,而这一假象的主要因素仍是亢害,而不是亢害已得到制约。刘完素的这一独到见解对中医诊断和治疗疾病有着重要的价值。

4. 增补燥病病机

在《素问·至真要大论篇》病机十九条中无"燥"的条文,刘完素依据《黄帝内经》燥气的特点,增补了"诸涩枯涸,干劲皲揭,皆属于燥"。并对燥气为病做了进一步的说明。他在《素问玄机原病式》中说:"涩,物湿则滑泽,干则涩滞,燥湿相反故也。枯,不荣也。涸,无水液也。干,不滋润也。劲,不柔和也。""皲揭,皮肤开裂也……如地湿则纵缓滑泽,地干则紧敛燥涩,皲揭之理明可见焉。""俗云皲揭为风者,由风能胜湿为燥也,所谓寒月甚而暑月衰者,由寒能收敛腠理,闭密无汗而燥,故病甚也。热则皮肤纵缓,腠理疏通而汗润,故病衰也。"这是刘完素在《黄帝内经》基础上大胆的立论创新,阐发燥病的病机,补前人之未备,可以说是对《黄帝内经》理论的补充和完善。这对后世启发较大,如喻嘉言用辛凉甘润的清燥救肺汤治疗温燥证,当源于刘完素的燥论。

(三) 临证诊治

刘完素作为金元四大家之首,在理论上勇于标新立异,在临床上长期坚持临证实践,并积累了丰富的医疗经验,对很多疾病的诊治都有其独到的经验和方法。

1. 治疗狂病,釜底抽薪

狂病是以狂乱奔走,少卧不饥,不辨亲疏为特征的疾病。刘完素认为其病机重在阳明,治疗主张清泄肠胃,釜底抽薪。他在《素问玄机原病式》中说:"热甚于外,则肢体躁扰;热甚于内,则神志躁动,反复癫狂烦心不得眠也""狂者,狂乱而无正定也,越者,乖越礼法而失常也……况五志所发皆为热,故狂者五志间发,但怒多尔。凡热于中,则多干阳明胃经也。〈经〉曰:阳明之厥,则癫疾欲走,腹满不得卧,面赤而热,妄言。又曰:阳明病洒洒振寒,善伸数欠,或恶人与火,闻木音则惕然而惊,心欲动,独闭户牖而处,欲登高而歌,弃衣而走,贲响腹胀,骂詈不避亲疏。"并且,他指出治疗狂越"以下为清,釜底抽薪"。从此,启发了后人治疗狂病采用直清肠胃之法。例如,《名医类案》记载的狂病案例:"病五七日,发狂躁乱,弃衣而走,呼叫不避亲疏……急以大承气汤一两半,加黄连二钱,水煎服之,当夜行燥屎数行,得汗而解,次日身凉脉缓而愈。"

2. 临证治病,三因制宜

三因制宜是因时、因地、因人制宜,是指临床治疗疾病要根据时令、地域和患者的具体情况,而制订适宜的治疗方法。刘完素读经书,最善理论联系实际。他在《黄帝素问宣明论方》曰:"夫善言天者必验于人,善言古者必合于今。"治疗疾病应"法天之纪,地之理"。他在《伤寒标本心法类萃》曰:"万物之生也,人之最灵,四时有变兮,百疾兆生。欲辨阴阳之证,必明天地之情。"这些都反映了刘完素因时因地因人制宜的学术思想。《四库全书总目提要》赞之曰:"其作是书(《素问玄机原病式》),亦因地因时,各明一义,补前人所未及耳。"

3. 调理脾胃,润泽为度

刘完素认为无论"脾喜燥恶湿",还是"胃喜湿恶燥",脾胃都宜保持一定的润泽,既不能过湿,也不能过燥。他在《素问玄机原病式》曰:"土为万物之母,水为万物之元,故水土同在于下,而为万物根本也。地干而无水湿之性,则万物之根本不润,而枝叶衰矣。〈经〉言:动物神机为根在于中,故食入于胃而脾为变磨,布化无味以养五脏之气,而营百骸。固其根本,则胃中水谷润泽而已,亦不可水湿过与不及，犹地之旱涝也。故五脏六腑，四肢百骸受气皆在脾胃，土湿润而已。"刘完素以自然之水土比喻脾胃的功能特性，提出脾胃宜保持润泽，调理脾胃，当不过燥，亦不过湿，宜润泽为度的独到观点，为丰富中医脾胃理论增添了新的内容。

4.老年病证，阴虚阳实

自晋唐至金元时期，中医各家多注重老年病以阳气虚衰为多，忽视了老年人阴精不足，以致当时炼丹术盛行，医者治老年病多以阳衰立论，过用燥热药物，造成阴精更虚，阳热过胜，风烛残年的老人屡遭克伐，健康与寿命被毁，为害甚广，为矫正这些流弊，刘完素严正指出："俗悉言老弱为虚冷而无热也，纵见热症，虽云少水不胜多火，而反言肾水虚则为寒，此乃举世受误之由也。但须临时识其阴阳虚实，则无横夭之冤。慎不可妄以热药养其真气，则真气何由生也。故《西山记》曰：'饵之金石，当有速亡之患。'《经》言：'石药发癫狂。'热甚之所生也。或欲以温药平补者，经言：积温成热，则变生热疾，故药物不可妄服也。"之所以老年为病不可妄用燥热药，是因人体精气足则抵抗力强，精气衰则抵抗力弱，易染诸疾。而燥热药又易伤精气，老年阶段又多阴精不足，所以，老年阶段不可妄用燥热药。正如刘完素说："精中生气，气中生神，神能御其形也。由是精为神气之本。形体之充固，则众邪难伤，衰则诸疾易染。""故老人之气衰也，多病头目昏眩，耳鸣或聋，伤气喘咳，涎唾稠黏，口苦舌干，咽嗌不利，肢体焦痿，筋脉拘倦，中外燥涩，便尿闭结。此皆阴虚阳实之热证也。"（《素问玄机原病式》）可见，人到老年，肾之精气自衰，根本不固，肾水虚不能上济于心，心火独亢，表现出上盛下虚，阴虚阳实之热证。

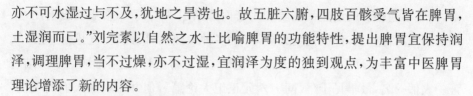

二　现代运用

刘完素的学术思想、临证经验非常丰富。他的学术经验至今对中医临床仍发挥着重要的指导作用。下面以阳气怫郁、六气化火、三消阴虚燥热、中风心火、宣通气液等为例，对其创立的验方等加以说明。

（一）阳气怫郁论

"阳气怫郁"理论是刘完素火热论的重要组成部分。"郁，怫郁也。结滞壅塞,而气不通畅。所谓热甚则腠理闭密而郁结也。"六气太过,影响玄府闭塞,因而阳气不得宣发,郁极化生火热,产生多种火热病,因此"阳气怫郁"是六气化火的一个重要环节。反之,火热病阻碍气机正常运行,也可形成诸多郁结病证。火郁一名,最早见于《素问·六元正纪大论篇》,但并未引起人们的重视,唯刘完素对火热郁结最有研究,在《素问玄机原病式》中论述了 20 余种病证。"若目无所见,耳无所闻,鼻不闻臭、舌不知味……悉由热气怫郁,玄府闭密而致,气液、血脉、荣卫、精神,不能升降出入故也,各随郁结微甚,而察病之轻重也。"刘完素在《黄帝素问宣明论方》中,又详述了郁热在五脏的临床表现。他在《黄帝内经》"火郁发之"理论的指导下,提出当"随其深浅,查其微甚,适其所宜而治之"的治则,善用寒凉的方药宣散"阳气怫郁"诸证,并根据郁结所在病位之表里,分别采用辛凉解表法、清泄郁热法及表里双解法开通郁结;还根据症情轻重,寒温并用,宣通郁结的阳气,有效宣通气血,解除壅滞,防止其迅速发展为火热病,颇有未病先防、既病防变之意。总之,刘完素认为"阳气怫郁"可导致气机升降出入之道路闭塞,气机郁滞,不仅会造成局部功能障碍而病变,而且会造成全身病变,致病范围非常广泛。由于"阳气怫郁"的病性是热,病机是郁,所以治疗提倡用"宣""清""通"三法。这一学说至今对一些急慢性疾病的治疗仍具有重要的指导价值。

(二) 六气化火论

六气化火,皆本于"气机郁滞、不得宣通"这一共同病机。刘完素认为外感寒邪化热是由于"寒伤皮毛,则腠理闭密,阳气怫郁,不能通畅",故转化为热证;又说"泻痢皆兼于湿",然"积湿成热化燥",是因湿邪阻滞气机,气郁不得宣通,故局部"气有余"而转化为热证。不仅如此,刘完素还提出"五志过极皆为热甚",指出情志抑郁或亢奋,亦可因气机怫郁而蕴久化热。后世在结合"六气化火"属"邪实"的基础上,认为"虚"亦致"郁",但凡气血津液亏虚、经脉不得充养,均可引起气机不得宣畅、气机紊乱或逆乱,进而郁滞化火;且气血津液亏虚亦可致"内生五邪(风、热、湿、燥、寒)",或产生痰饮、食积、瘀血等病理改变,长期郁滞气机均可蕴生热毒。在治疗上,不论治表治里,刘完素皆重"开发散结",强调在治疗过程中应"各随其郁结甚微,而查病之轻重"。"表热服石膏、知母、甘草、滑石、葱、豉之类寒药,汗出而解者,及热病半在表,半在里,服小柴胡汤寒药,能令汗出而愈。热甚服大柴胡汤下之;更甚者,小承气汤下之;里热大甚者,调胃承气汤下之,或大承气汤下之;发黄者,茵陈蒿汤下之;结胸者,陷胸汤、丸下之"(《素问玄机原病式》)。总之,其治法用方虽然不同,皆以"通"为要义。在用药方面,他力主用寒凉之品,认为"而用辛热之药,病之微者,虽或误中,能令郁结开通……其或热甚而郁结不能开通者,旧病转加,热证新起,以至于乱,经无所悟。若以辛苦寒药,按法治之,使微者、甚者,皆能郁结开通,湿去燥除,热散气和而愈,无不中其病,而免加其害。"(《素问玄机原病式》)对于燥热太甚,郁于胸腹所致的胸腹胀满、烦渴不已、呕哕等症,主张用"大承气汤热服,下而肠胃郁结痞隔即得宣通……"由上可见,刘完素对六气化火的治疗,处处着眼于"开通郁结",而用药则倾向于寒凉。刘完素开辟了寒凉之门径,避免了《太平惠民和剂局方》偏于辛热之流弊,善用寒凉药治疗火热证而成为寒凉派的鼻祖。他的六气化火论为后世的攻邪派、滋阴派及温病学派的形成奠定了理论基础,至今对外感疾病和一些实证的治疗仍具有重要的指导价值。

(三)三消阴虚燥热论

刘完素的《三消论》是现存最早的消渴专著。他认为三消基本的病机是"阴虚燥热"。他说:"况消渴者,本因饮食服饵失宣,肠胃干涸,而气液不得宣平,或耗乱精神,过违其度,或因大病阴气损而血液衰虚,阳气悍而燥热郁甚之所成也。"他对三消主症和兼症的关系论述亦精辟,他说:"消渴者,多变聋盲疮癣痤痱之类",或"虚热蒸汗,肺痿劳嗽",并将主症与兼症的种种表现,皆归咎于"热燥太甚",从而得出"三消者,燥热一也"的结论。针对三消阴虚燥热,他强调治疗三消病宜滋阴、清热、寒下。他论述"治消渴者,补肾水阴寒之虚,而泻心火阳热之实,除肠胃燥热之甚,济身津液之衰""宜加寒药下之三五次,则火降水升,寒化自退"等。可见,刘完素对消渴诊治的主要贡献就在于明确了三消的病机是阴虚燥热,强调三消的治疗当滋阴清热寒下。这一对消渴的辨治,产生了承先启后的关键作用,至今仍广泛指导着中医对消渴的辨治。

(四)中风心火论

对中风病的病因病机及其治法,历代医家论述颇多,从病因学的发展来看,大体分为两个阶段。唐宋以前多以"内虚邪中"立论,治疗上一般多采用疏风祛邪、补益正气的方药。唐宋以后,特别是金元时代,许多医家以"内风"立论,可谓中风病因学说上的一大转折。其中刘完素力主"所谓中风瘫痪者,非谓肝木之风实甚而卒中也,亦非外中于风尔。由乎将息失宜而心火暴盛,肾水虚衰不能制之,则阴虚阳实,热气怫郁,心神昏冒,筋骨不用,而卒倒无所知也",即中风由"心火暴盛"而动风扰神,神机失用所致,火热是中风神昏的根本病机。心火何以暴涨,刘完素认为五志过极是重要的诱发因素,而平素肾水虚衰,不制心火则是中风发病的重要病理基础,故中风乃火之有余,水之不足,在治疗上当以补肾为本,并创地黄饮子之方以治之。他的这一论点,不仅否定了中风的病因是外中风邪,而且否定了肝木风实,他认为中风的成因是平素将息失宜,加上五志过极,以致心火暴甚,肾水虚衰,水不制火,阴虚阳实而热气怫郁,心神昏冒,筋骨不用,猝然昏倒。因此,治疗当滋补肾阴,清泄心火。这一学说至今仍是中医辨治中风的思路之一,仍有着重要的参考价值。

(五)宣通气液论

刘完素的玄府气液说虽认为邪气阻遏和正气不足都可以导致玄府闭塞、气液不能宣通。但更为重视邪气阻遏,把邪气阻遏作为玄府闭塞、气液不能宣通的主要原因,在此基础上兼顾正气亏虚。邪气阻遏主要包括火热怫郁、湿热内阻、阳明腑实、风寒侵袭四种;正气不足主要包括气津不足、肾水亏虚两种。刘完素治疗玄府气液病证采用扶正祛邪的原则,但是祛邪占主要地位,扶正处于辅助地位。玄府气液闭塞是玄府气液病证的关键,故开发郁结、宣通气液是治疗的核心。因此,刘完素治病首先十分强调"通"。"通"包括清透火热、清利湿热、泻下通腑、解表散病。其次是"补"。"补"包括滋养津液和滋养肾阴。刘完素玄府气液说,理论结合实践,独创新说,对后世张元素的遣药制方论、张从正的攻邪论、李东垣的阴火论、朱丹溪的杂病论和养阴论、吴又可的瘟疫论、叶天士等的温病理论和生津养阴论、王清任的气虚瘀血论、张锡纯的寒温统一论等诸多学说产生了深远的影响。尤其是刘完素创制的防风通圣散、双解散、三一承气汤等,临床疗效显著,为历代医家所喜用,至今仍在临床较多使用。

创立验方举隅:刘完素长期从事临床工作,学验俱丰。他的一生创立了防风通圣散、地黄饮子、大秦艽汤、双解散、天水散、三化汤等一系列的方剂,为后世留下了宝贵财富。

1. 地黄饮子

组成：干地黄、巴戟天(去心)、山茱萸、石斛、肉苁蓉(酒浸焙)、附子(炮)、五味子、肉桂、茯苓、麦冬、石菖蒲、远志(去心)各等份。

用法：加生姜、大枣、薄荷，水煎服。

功用：补阴温阳，化痰开窍。

主治：喑痱证，症见舌强不能言、足废不能用、口干不欲饮、足冷面赤等。

现代运用：常用于治疗晚期高血压、脑出血和脑梗死后遗症、脑动脉硬化、脊髓炎等慢性疾病见阴阳两虚者。

2. 防风通圣散

组成：防风 15 g，川芎 15 g，当归 15 g，芍药 15 g，大黄 15 g，薄荷叶 15 g，麻黄 15 g，连翘 15 g，芒硝 15 g，石膏 30 g，黄芩 30 g，桔梗 30 g，滑石 90 g，甘草 60 g，荆芥 9 g，白术 9 g，栀子 9 g。

用法：上药为末，每服 6 g，用水 200 毫升，加生姜 3 片，煎至 120 毫升，温服。

功用：疏风解表，清热泻下。

主治：风热壅盛，表里俱实，憎寒壮热，头目昏眩，偏正头痛，目赤睛痛，口苦口干，咽喉不利，胸膈痞闷，咳呕喘满，涕唾稠黏，大便秘结，小便赤涩；疮疡肿毒，肠风痔漏，风瘙瘾疹，苔腻微黄，脉数。

现代运用：常用于感冒、流行性感冒、荨麻疹、湿疹、神经或血管性头痛、三叉神经痛等属风热壅盛，里闭不通者。

3. 天水散

组成：滑石(飞)600 g，甘草 100 g，寒水石 100 g。

用法：以上三味，分别粉碎成中粉，过筛，混匀。布袋包煎，一次 9 g，一日 1～2 次。

功用：清热利湿，除烦止渴。

主治：湿热内盛证(身热烦闷，口渴引饮)。

现代运用：常用于治疗泌尿系统感染、泌尿系统结石、前列腺炎、术后尿潴留等属湿热内盛证者。

4. 双解散

组成：防风通圣散、益元散各半。

用法：上药一处和入拌匀，每服 9 g，用水 220 毫升，入葱白 15 厘米，盐豉50 粒，生姜 3 片，煎至 150 毫升，温服。

功用：解表托毒，泻热通便。

主治：风寒暑湿、饥饱劳疫、内外诸邪所致恶寒发热。或小儿生疮疹，透发不快，有汗或无汗，大便干结，小便短赤者。

现代运用：常用于流行性感冒、无名高热、急性化脓性皮肤疾病等属毒热壅盛者。

5. 大秦艽汤

组成：秦艽 90 g，甘草 60 g，川芎 60 g，当归 60 g，白芍 60 g，细辛 15 g，川羌活、防风、黄芩各 30 g，石膏 60 g，白芷 30 g，白术 30 g，生地黄 30 g，熟地黄30 g，茯苓 30 g，独活 60 g。

用法：上十六味，锉，每服 30 g，水煎，去滓温服，不拘时。如遇天阴，加生姜 7～8 片。

功用：祛风清热，养血活血。

主治：风邪初中经络证。口眼㖞斜，舌强不能言语，手足不能运动。

现代运用：常用于颜面神经麻痹、缺血性脑卒中等属于风邪初中经络者。对风湿性关节炎属于风湿热痹者，亦可斟酌加减用之。

 医案举隅

刘完素本人没有医案记录，本文从《古今医案按》中选出刘完素医案一则，实属珍贵。

消 渴 案

一患者病消渴，刘完素教以生姜自然汁一盒置于室内，具勺于旁。然后将患者锁于室中。患者渴甚，不得已而饮姜汁。饮之将尽，其渴反减（《古今医案按·消渴》）。

评述：本案是用"辛以润之"之法治疗消渴燥证的案例。消渴多阴虚燥热，多用滋阴清热法治疗。本案刘完素反以辛温之姜汁治疗，突破了前代治疗消渴病的常规。《素问·脏气法时论篇》曰："肾若燥，急食辛以润之。"辛温所以能润燥,是通过辛散温通,宣通气液,阴津布达,而燥证自解。

 结语

　　刘完素幼年家境贫寒,苦读精研,勤于实践,不慕名利。他一生偏重于对《黄帝内经》的研读,主要著作及学术思想均建立在《黄帝内经》的基础上。他创立了"火热论""阳气怫郁论""玄府气液论",增补了《黄帝内经》燥病病机。他临证治病善于运用寒凉方药治疗火热病证,是寒凉学派的创始人,故后世称他为"寒凉派"。他的学术思想为后世攻下派、滋阴派、温病学派的形成奠定了理论基础,并为金元时代的中医学术争鸣拉开了序幕。他品德高尚,不倚重权贵,曾三次拒绝当朝皇帝的聘用,甘居民间,研究医学,济世活人。他开启了金元时期中医学术之肇兴,终成为金代杰出医学家,金元四大家代表人物之首。

（唐桂军）

第 五 讲
金元脾胃学派创始人李杲

李杲,字明之,晚年自号东垣老人,金代真定(今河北省正定)人,金元时期著名医学家,是中国医学史上"金元四大家"之一,是"脾胃学说"的创始人,是"补土派"的代表人物。

李杲生于金大定二十年(1180年),幼年家境富有,资雄乡里,是当时真定、河间地区的首富。他少年时期师从名师翰林王从之、冯叔献,学习《论语》《孟子》《春秋》等孔孟儒学,天赋聪颖,博闻强记,沉稳安静,早有慧名。

20岁(1200年),其母亲王氏患重病,多方就医,不见好转,日益加剧,终是不治,竟不知何病而亡,他遂立志学医,拜当时易州(距真定约220千米)名医张元素为师,数年之内,"尽得其法",遂辞别张元素返回故里,未直接行医。

29岁(1209年),按照金朝的制度向官府交钱买了个官位,主管济源(今河南省济源市)税务,步入仕途。当时疫病(俗称"大头天行")流行,诸医束手无策。他研制"普济消毒饮"治之,活人无数,一举成名,悬壶济世。

35岁(1215年),元兵南下,兵荒马乱,他为躲避战乱,弃官迁居汴梁(今河南省开封市)。居汴梁期间,他常为公卿大夫诊治疾病,疗效显著,名声大振。此期王好古跟随他学医。

52岁(1232年),元兵围攻汴梁,城中大疫,百姓多高热不退,诸药不效。他创"甘温除大热"之法,治好患者无数。汴梁解围之后,他迁至山东之东平,以医为业。

64岁(1244年),返回原籍真定,自号"东垣老人",收罗天益为徒。

67岁(1247年),《内外伤辨惑论》出版问世。

69岁(1249年),《脾胃论》撰成并问世。

71岁(1251年),李杲去世,临终将平日所著的书稿交于罗天益,嘱曰:"此书付汝,非为李明之、罗谦甫,盖为天下后世,慎勿湮没,推而行之。"

1266年,李杲去世后15年,罗天益将《东垣试效方》撰成并问世。

1276年,李杲去世后25年,罗天益为《兰室密藏》作序并问世。

李杲去世后,罗天益回乡行医,并伺奉李杲的夫人如同亲母,直到老人家80岁时去世。而罗天益因为医名卓著,奉召于元朝太医院任太医,期间将恩师李杲留下的书稿一本本地整理,并付诸刊行,使得李杲的著作及学术思想最终可以流传下来。在将恩师的著作全部完成后,他才开始编著自己的著作《卫生宝鉴》。而在《卫生宝鉴》第一部分的自序中,罗天益再一次抄录了自己当年为求拜师的那一封自荐信,由此来感念自己的恩师。李杲与罗天益也成为历史上一段比较有名的师徒佳话。

李杲的一生是传奇的一生,不但在医术上开宗立派,在修养上也是洁身自好,更难能可贵的是他有一颗悲天悯人之心,可谓千古流芳。他的独特理论反映了时代的特点。其著作《脾胃论》对后世医家影响深远。

一　医学成就

(一) 著书立说

李杲的著作丰富,有《内外伤辨惑论》《脾胃论》《医学发明》《兰室秘藏》《东垣试效方》,以及佚散的《用药法象》《万愈方》《伤寒会要》《伤寒治法举要》等。这里重点介绍《内外伤辨惑论》《脾胃论》《兰室秘藏》。

1.《内外伤辨惑论》

《内外伤辨惑论》成书于1247年,全书分三卷,共二十六论,其着眼于内伤与外感病证的鉴别,形成了中医外感与内伤的辨证体系。上卷有十三论,介绍内伤病与外感病的不同脉症及病理变化;中卷有五论,介绍饮食劳倦所伤,强调情志劳逸过度损耗元气,并制订升阳益气及各种变通治法;下卷有八论,介绍内伤饮食的辨证及用药。《中国医籍提要》评:"全书以脾气虚立论,着眼于内伤与外感病证的鉴别……他强调外伤风寒六淫客邪,皆有余之病,当泻不当补;饮食失节,中气不足之病,当补不当泻。世医不辨内外伤以饮食失节、劳逸所伤,中气不足当补之证,误认作外感风寒有余之病,重泻其表,使营卫之气外绝,所谓差之毫厘,谬之千里。这是本书的基本论点,故其辨证诸论,强调外感内伤证脉的不同。"

2.《脾胃论》

《脾胃论》于 1249 年刊行于世,旨在阐发"内伤脾胃,百病由生",是李杲学术理论最集中的部分。全书分三卷,由医论 36 篇、方论 63 篇组成。上卷引用大量经文,阐述《脾胃论》宗旨、主要理论,以及治疗方法,是全书的理论基础;中卷介绍脾胃病的具体证治;下卷重申脾胃病与自然阴阳、升降浮沉的关系,实际上是上卷、中卷中部分内容的重点阐发,并结合临床实际论述治疗方法。《郑堂读书记》评:"东垣既著辨惑论二十六篇,意犹未尽,复著此书,以申明培补脾胃之旨。凡三十六篇,盖亦阐发灵素旨意,尝就其说而参考之,凡元气之充足,皆由脾胃之气无所伤而后能滋养元气。若胃气之本弱,饮食自倍,则脾胃之气既伤,而元气亦不能充,而诸病之所由生。东垣专理脾胃,多用开提香燥,亦当务之急。"

3.《兰室秘藏》

《兰室秘藏》刊行于 1276 年,是其弟子罗天益在李杲卒后 25 年刊行的,是对《内外伤辨惑论》和《脾胃论》的丰富和充实,是一部实用的脾胃学说临床方证书。据《四库全书总目提要》记载,此书为李杲临终时交付罗天益的,书名当为罗天益在刊行时所加。这是取《素问·灵兰秘典论》"藏诸灵兰之室"之意,寓含所载方论有珍藏价值。全书分为三卷 21 门,包括内、外、妇、儿临床各科,共载 283 方。上卷 6 门 7 论,自饮食劳倦至眼耳鼻;中卷 6 门 5 论,自头痛至妇人;下卷 9 门 7 论,自大便结燥至小儿。这是一部临床实用的参考书。该书重在突出脾胃为生化之源,是脾胃学说推广应用的临床经验总结。《中国医籍提要》评:"全书贯穿着李氏内伤脾胃的基本论点,在饮与食上辨证尤细……凡先他病后及脾胃者,或先病脾胃后生他证者,均从脾胃论治,是此书的特点。所载方剂除少数古方外,均是作者创制的有效方剂,治疗内伤杂病很有效,此书对研究内伤虚损病很有参考价值。"

(二) 理论建树

李杲的一生在中医理论方面有其独到的建树,如创立了"脾胃学说",创立

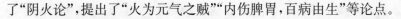

了"阴火论"，提出了"火为元气之贼""内伤脾胃，百病由生"等论点。

1. 创立"脾胃学说"

李杲特别重视脾胃，他认为脾胃为元气之本，脾胃位居于中焦，是气机升降之枢纽，升则上输心、肺，降则下归肝、肾。脾胃健运才能维持机体"清阳出上窍，浊阴出下窍；清阳发腠理，浊阴走五脏；清阳实四肢，浊阴归六腑"的正常升降运动。若内伤脾胃，升降失常，则脏腑组织器官都会受到影响，而发生种种病症，即"内伤脾胃，百病由生"。因此，李杲在治疗上强调补益脾胃、顾护脾胃、升举阳气、甘温除热、升阳散火等法。他的这一学说贯穿于对各科疾病的辨治之中，对金元之后的中医学产生了深远影响。例如，明代李中梓在其影响下，不仅认为"后天之本在脾""胃气一败，百药难施"，而且认为"先天后天根本"在脾胃；明代陈实功在其影响下，提出"诸疮全赖脾土""脾胃伤败，使疮毒不得外发，必致内攻之候""故外科尤以调理脾胃为要"；清代叶桂在其影响下，提出"补肾不如补脾"，并在继承其"温养脾胃之气"的基础上，增加了"养胃阴"之法等。

2. 创立"阴火论"

李杲对中医理论的又一建树就是创立了独到的"阴火论"。在李杲的著作中，"阴火"随处可见，有数十处之多。仅在他的《脾胃论》一书中，"阴火"就有40多处提及。如"元气不足而心火独盛，心火者，阴火也""脾胃气虚，则下流于肾，阴火得以乘其土位""或因劳役动作，肾间阴火沸腾"。他提及"阴火"不仅次数多，而且概念较多，不完全统一，且有着特定的内涵。其中《脾胃论》注释的解释"由于饮食、劳倦失于调节致伤脾胃，脾胃中元气下陷所导致肾肝相火离位，上乘脾胃，干扰心包，所以谓之阴火"，比较切合李杲《脾胃论》的立论。这一解释也与李杲创立的甘温除热，升阳气泻阴火的治法完全相符。可见，李杲所创之"阴火"应当是继发于脾胃内伤等病机之后所引发的致病的"相火""心火"，以及起于阴经的邪火。所以说李杲创立的"阴火"之论，突破了"阴虚阳亢""阴虚生内热"的阴阳消长理论，补充了阴阳失调病机之不足。

3. 火为元气之贼说

"火为元气之贼""火与元气不两立"是李杲所创。他说："火与气，势不两立，故《黄帝内经》曰：壮火食气，气食少火，少火生气，壮火散气。"他认为火与元气的关系是对立统一的,元气充沛,则阴火敛藏于下焦,发挥其正常的生理功能,即"少火生气";若元气不足,则阴火亢盛,即"壮火散气"。他说:"元气不足而心火独盛,心火者,阴火也,起于下焦,其系于心,心不主令,相火代之,相火,下焦包络之火,元气之贼也,火与元气不两立,一胜则一负。"因此,元气虚则阴火亢,阴火亢则元气消;元气充则阴火伏,阴火伏则元气和。如他说:"真气又名元气,乃先生身之精气,非胃气不能滋之。""脾胃气虚,则下流于肾,阴火得以乘其土位。"

4. 内伤脾胃,百病由生

《脾胃论》尊崇《黄帝内经》"人以胃气为本""五脏六腑皆禀气于胃""有胃气则生,无胃气则死"的学术思想为基础,着力阐发"内伤脾胃,百病由生"的理论,倡导培补脾胃、潜降阴火的治则思想,形成了较为系统的脾胃内伤病的辨证论治理论体系。"内伤脾胃,百病由生"是李杲发病观的主要学术思想。他十分强调脾胃的作用。正如他在《脾胃论·脾胃虚实传变论》中曰:"饮食失节,寒温不适,脾胃乃伤……所以病也。"脾胃虚衰,元气不足,诸病所生,他在《脾胃论·脾胃虚实传变论》中曰:"脾胃之气既伤,而元气亦不能充,而诸病之所由生也。"即脾胃气衰,水谷之气不足,人体之根本——元气失其充养,则脏腑功能失调,诸病易于发生。正如他在《脾胃论·天地阴阳生杀之理在升降浮沉之间论》中所曰:"损伤脾胃,真气下溜,或下泄而久不能升……陷于殒杀之气,而百病皆起。""气乱于心,则烦心密嘿……乱于肺,则俯仰喘喝。"

(三) 临证诊治

李杲的一生主要是以医为业,在其临证过程中创立了"脾胃学说",强调脾胃对生命之重要作用。他围绕这一学术思想,主张内伤疾病,脾胃论治;脾胃内伤,升发元气;内伤发热,甘温除热,以及创立了至今仍广泛应用的方剂。

1. 内伤疾病,脾胃论治

由于"人以胃气为本""五脏六腑皆禀气于胃",所以"内伤脾胃,百病由生"。李杲认为内伤疾病的病因主要有三,即饮食不节、劳役过度和精神刺激。而这些病因所致的内伤疾病都是先伤脾胃,后发内伤疾病;或先内伤疾病,后伤脾胃。例如,《脾胃论·脾胃盛衰论》曰:"饮食不节则胃病,胃病则气短精神少而生大热,有时而显火上行,独燎其面。""形体劳役则脾病,脾病则怠惰嗜卧,四肢不收,大便泄泻,脾既病则其胃不能独行津液,故亦从而病焉。""此因喜怒忧恐,损耗元气,资助心火,火胜则乘其土位,此所以病也。"因此,无论先内伤疾病及脾胃者,或先病脾胃后生内伤疾病者,均从脾胃论治。

2. 脾胃内伤,升发元气

元气是生命活动的原动力,元气是生命活动之本,而元气的化生、充养则依赖脾胃的运化功能,所以脾胃为元气之本。李杲论述"真气又名元气,乃先生之精气,非胃气不能滋之"(《脾胃论》)"夫元气、谷气、营气、清气、卫气、上升之气,此数者,皆饮食入胃,谷气上升,胃气之异名,其实一也"(《内外伤辨惑论》)"元气之充足,皆由脾胃之气无所伤,而后能滋养元气"(《脾胃论》)可见,脾胃为滋养元气之源泉,若脾胃伤则元气衰,元气衰则疾病便由此而发生,因此,《脾胃论》中说:"脾胃之气既伤,元气亦不能充,而诸病之所由生也。"他针对脾胃内伤,创立"补益脾胃,升发元气"的治疗总则。在其他各科的治疗中,他同样讲究补益脾胃,升发元气,降纳阴火。例如,他论述眼科病,用圆明内障升麻汤治"得之脾胃元气虚弱,心火与三焦俱盛,饮食不节,形体劳役,心不得休息"所致的内障;用甘熟地黄丸治"血弱阴虚不能著心,致心火旺,阳火甚,瞳子散大"。在外科方面,以圣愈汤治"诸恶疮出血多,而心烦不安,不得睡眠";以黄芪肉桂柴胡酒煎汤治"附骨痈,坚硬漫肿,不辨肉色,行部作痛,按之大痛"。在儿科方面,以黄芪汤治"由久泻,脾胃泻之慢惊证"。在妇科方面,用黄芪当归人参汤治"心气不足,脾胃虚弱"之经水暴漏;用益胃升阳汤治"经漏血脱";用升阳举经汤治"经水不止"等,均为补益脾胃,升发元气的常法。

3. 内伤发热,甘温除热

"阴火"的产生是因饮食、劳倦失于调节,内伤脾胃,损耗元气,元气下陷,相火离位,又上乘脾胃,干扰心包所致。"阴火"的证候是内伤发热。其临床表现为气高而喘,身热而烦,其脉洪大而头痛,或渴不止,其皮肤不任风寒而生寒热。李杲论述"阴火上冲,作蒸蒸而热,上彻头顶,旁彻皮毛,浑身燥热"(《内外伤辨惑论》)等。他对"阴火"发热的治疗创立了甘温除热的方法。他说:"惟当以辛甘温之剂,补其中而升其阳,甘寒以泻其火则愈矣。经曰:劳者温之,损者益之",又云:"温能除大热。"大忌苦寒之药损其脾胃。"脾胃之证,始得则热中,今立治始得之证"(《脾胃论》),为此他创立了补中益气汤,以甘温之药补益脾胃,升其阳气,从而达到使阴火收敛之目的,此法被后世称为"甘温除热法"。

4.治疗疾病,创立新方

李杲在对内伤疾病从脾胃论治的过程中,创立了很多新方。其中补中益气汤、升阳散火汤、清胃散、当归六黄汤、羌活胜湿汤、枳实消痞丸、升阳益胃汤、厚朴温中汤、当归补血汤、生脉散、润肠丸、普济消毒饮、清暑益气汤、枳实导滞丸等都是至今仍被广泛应用的良方。他所创立的这些方剂,在《方剂学》(王义祁,2005)中被选用的就有12首。

 现代运用

(一)升阳散火,善用风药

升阳散火法是针对过食生冷,脾胃虚弱,阳气郁遏于中焦,肌肤灼热,或骨蒸潮热,扪之烙手的病症。李杲根据《素问·六元正纪大论篇》"火郁发之"的理论,在甘温益气的基础上,配合风药,以发越被郁遏之火。这种治法,称为"升阳散火法"。代表方是柴胡升麻汤(升阳散火汤)。本方由升麻、葛根、独活、羌活、白芍、人参、炙甘草、柴胡、防风、生甘草组成。他认为"泻阴火,以诸风药升发阳气,以滋肝胆之用,是令阳气升,上出于阴分,末用辛甘温药接其升药,使大发散于阳分而令走九窍也"(《兰室秘藏》)。他创升阳散火法,善用大量气轻味薄的风药以治火郁。其中用柴胡以发少阳之火,用升麻、葛根以发阳明之火,用羌活、防风以发太阳之火,用独活以发少阴之火,用量特轻,意在升阳而不在发汗,使三焦畅通而火邪得散。至今在临床上凡因为饮食寒凉,形体劳倦,情志抑郁,或过于服用寒凉药物,引起脾胃阳气被郁而变生诸病症,常选用升阳散火法治之。现代临床上对荨麻疹、风湿病、面肌痉挛、脂肪肝、肿瘤、抑郁症、神经性头痛、慢性萎缩性胃炎、慢性肾炎、慢性前列腺炎,以及冠心病等,也有选用升阳散火,配合风药治疗的。

(二)用药原则,顾护脾胃

李杲治病用药强调以顾护脾胃为原则。《脾胃论》记载:"人以胃气为本,粗工不解，妄意施用，本以活人，反以害人。"这是说人体之功能活动是依靠胃气旺盛为根本，作为医生如果不懂这个道理，治疗疾病时妄用克伐重剂以重伤胃气，这样不仅不能治病救人，反而会害人。医者用药如何顾护脾胃？李杲强调处方用药不用重剂。正如蒲辅周的解释："脾胃已弱，药量宜轻，宁可再剂，不可重剂。用之欲速不达，反伤中气"（《蒲辅周医疗经验集》）。这可以说是对李杲用药量轻的中肯解释。此外，李杲在处方用药方面亦慎用伤及胃气的药物。例如，他对气虚多湿的治疗，主张用补气祛风药，而慎用淡渗利湿药，以免伤及胃气等。现代临床上治疗疾病的用药原则仍十分重视顾护脾胃，不仅对脾胃病的治疗，而且对心血管疾病、风湿病、类风湿性关节炎、慢性肾病、肿瘤，以及外科病等疾病的治疗用药都非常重视顾护脾胃。

（三）治疗中风，益气通络

"风者百病之始，善行而数变。"李杲的三化汤《医学发明》中也用于治疗中风，着眼于风自内起。罗天益随李杲治疗中风不仅不局限于其师的内风治疗方法，还注重对外风的治疗。而中风者病情多重且风善行数变，或外风入中，内虚邪中，或中脏中腑，都是全身气血阴阳平衡失调的集中表现。或风气内动，气血逆乱，发为中风；或气血不足，脉络空虚，风邪乘虚入中；或气血痹阻，形盛气衰，痰湿素盛，外风引动痰湿，痹阻经络，导致㖞僻不遂。李杲辨治风中经络，更认为是气虚血瘀所致，所以治疗中风多从气虚立论，兼治血分。他创立的清阳汤（黄芪、炙甘草、升麻、当归身、葛根、桂枝、红花、苏木、生甘草、酒黄柏，酒煎温服）治疗风中经络，口眼㖞斜，经脉紧急之证。方用黄芪、炙甘草、升麻、葛根以益气升阳，使清气上行，达到温煦经络的目的；用当归身、桂枝、红花、苏木以养血活血，化瘀通络，加之用酒煎服，以增强祛瘀通络之效。全方共奏补气行血、化瘀通络之功，使气行血行，经络通达，则风中经络，口眼㖞斜，经脉紧急能愈。这一治疗中风，从气虚立论，兼治血分的辨治思想对后世产生了深远影响，为后世治疗中风指明了方向。

李杲创立验方举隅如下。

1. 补中益气汤

组成：生黄芪 20 g，人参 10 g，炙甘草 6 g，当归 10 g，陈皮 6 g，升麻 6 g，柴胡 6 g，炒白术 10 g。

用法：水煎、食后温服。

功用：补中益气，升阳举陷。

主治：① 脾胃气虚证，症见饮食减少，体倦乏力，少气懒言，大便稀溏，脉大而虚。② 气虚下陷证，症见脱肛，子宫脱垂，久泻、久痢，崩漏等。③ 气虚发热证，症见身热，自汗，渴喜热饮，懒言恶食，脉虚大无力。

现代运用：常用于治疗内脏下垂、慢性气管炎、脱肛、习惯性流产、崩漏、久泻、久痢、重症肌无力、乳糜尿、慢性肝炎、月经过多、眼睑下垂，以及功能性低热等属脾胃气虚或中气下陷者。现代药理研究：补中益气汤对肠管运动具有双向调节作用，可增强子宫肌肉张力，抑制子宫运动，具有抗缺氧、增强体力、改善蛋白质代谢、抗贫血等作用，同时，还能提高免疫功能，降低肿瘤化疗的毒副作用。

2. 升阳散火汤

组成：升麻 15 g，葛根 15 g，独活 15 g，羌活 15 g，白芍 15 g，人参 15 g，炙甘草 9 g，柴胡 24 g，防风 8 g，生甘草 6 g。

用法：上药共为细粒，每次 15 g，加水 300 毫升，煎取 150 毫升，去渣，稍热服，忌寒凉之物及冷水。

功用：升阳散火。

主治：血虚或胃虚，过食冷物，阳气郁遏于脾，肌肤灼热，或骨蒸潮热，扪之烙手。

现代运用：常用于治疗顽固性低热、不明原因高热、原发性三叉神经痛、糖尿病周围神经病变、复发性口腔溃疡、急慢性鼻窦炎、慢性疲劳综合征、慢性咽炎、痤疮、原发性干燥综合征、白细胞减少症、妇科疾病等属土衰火郁证者。

3. 清胃散

组成：生地黄 10 g，当归身 10 g，牡丹皮 10 g，升麻 6 g，黄连 3 g。

用法：作汤剂，水煎服，用量按原方比例酌定。

功用：清胃凉血。

主治：胃火上攻证，症见牙痛不可忍，牵引头痛，面颊发热，口气热臭，口干舌燥，其齿喜冷恶热，或牙宣出血，或牙齿红肿溃烂，或唇舌颊腮肿痛；舌红苔黄，脉滑数。

现代运用：常用于口腔炎症、口臭、牙周炎、牙髓炎、三叉神经痛、扁桃体炎、腮腺炎、胃痛、慢性胃炎、十二指肠溃疡等属于胃火上攻者。

4. 当归六黄汤

组成：当归 6 g,生地黄 6 g,黄芩 6 g,熟地黄 6 g,黄柏 6 g,黄连 6 g,黄芪 12 g。

用法：水煎服,一日两次。

功用：滋阴泻火,固表止汗。

主治：阴虚火旺盗汗证,症见身热面赤,盗汗,口干唇燥,大便干结,小便黄赤,舌红苔黄,脉细数。

现代运用：常用于治疗甲状腺功能亢进症、结核病、糖尿病、慢性咽炎、过敏性紫癜、原发性干燥综合征、白塞综合征等阴虚火扰者。

5. 羌活胜湿汤

组成：羌活 9 g,独活 9 g,藁本 6 g,防风 6 g,蔓荆子 3 g,川芎 6 g,炙甘草 6 g。

用法：水煎服。

功用：发汗祛风,胜湿止痛。

主治：风湿表证,症见头痛身重,肩背痛不可回顾,或腰脊疼痛,难以转侧,舌苔白,脉浮。

现代运用：常用于治疗颈肩综合征、颈椎病、感冒、风湿性关节炎、眼科疾病、神经性头痛、过敏性紫癜等属风湿在表者。

6. 枳实消痞丸

组成：干姜 6 g,炙甘草 6 g,麦芽曲 6 g,白茯苓 6 g,白术 6 g,半夏曲 9 g,人参 9 g,炙厚朴 12 g,枳实 15 g,黄连 15 g。

用法：上为细末,汤浸蒸饼为丸,每服 6～9 g,温开水送服。亦可按原方比例酌定用量改为汤剂,水煎服。

功用：消痞除满,健脾和胃。

主治：脾虚气滞,寒热互结证,症见心下痞满,不欲饮食,倦怠乏力,大便不畅,腹部畏寒,舌苔腻微黄,脉弦或虚。

现代运用：常用于治疗慢性胃炎、慢性支气管炎、胃肠神经症、肠易激综合征等属脾虚气滞,寒热互结者。

7. 升阳益胃汤

组成：黄芪 30 g，半夏 15 g，人参 15 g，炙甘草 15 g，独活 9 g，防风 9 g，白芍 9 g，羌活 9 g，橘皮 6 g，茯苓 5 g，柴胡 5 g，泽泻 5 g，白术 5 g，黄连 1.5 g。

用法：水煎，食后温服。

功用：益气升阳，清热除湿。

主治：脾胃虚弱，湿热滞留中焦，症见怠惰嗜卧，四肢不收，体重节肿，口苦舌干，饮食无味，食不消化，大便不调，小便频数。

现代运用：常用于治疗萎缩性胃炎、慢性胆囊炎、荨麻疹、妇女带下、肠易激综合征等属脾胃虚弱，湿热留滞者。

附 医案举隅

大 头 瘟 案

泰和二年四月，民多疫病，初觉憎寒壮热体重，次传头面肿甚，目不能开，上喘，咽喉不利，舌干口燥，俗云大头伤寒，染之多不救。张县丞亦患此，医以承气汤加蓝根下之，稍缓。翌日其病如故。下之又缓，终莫能愈，渐至危笃。请东垣视之。乃曰：半身以上，天之气也。邪热客于心肺之间，上攻头面而为肿，以承气泻胃，是诛伐无过。殊不知适其病所为故，遂用黄芩 15 g，黄连 15 g，苦寒泻心肺之火；用玄参 6 g，连翘 3 g，板蓝根 3 g，马勃 3 g，苦辛平清火、散肿、消毒；用僵蚕 2.1 g，清痰利膈；用甘草 6 g，以缓之；桔梗 0.9 g，以载之。则诸药浮而不沉。升麻 2.1 g，升气于右；柴胡 1.5 g，升气于左。清阳升于高巅，则浊邪不能复居其位。《黄帝内经》曰："邪之所凑，其气必虚。"用人参 6 g，以补虚。再佐陈皮 6 g，以利其壅滞之气，名普济消毒饮子。若大便秘者，加大黄，共为细末。半用汤调，时时服之。半用蜜丸含化，且施其方。全活甚众。

（《古今医案按》）

评述：大头瘟是感染疫毒所致，所以治疗当以清热解毒为主法。但具体治疗时，还要因人、因时、因地制宜。因泰和二年，大头瘟病以老人妇幼为多，病机是正虚邪侵，病证是本虚标实，所以李杲在清热解毒的基础上，配伍了益气升阳，以扶正祛邪。因方药对证，效果显著，全活甚众。

麻 木 案

李正臣夫人病,诊得六脉俱中得弦洪缓相合,按之无力,弦在上,是风热下陷入阴中,阳道不行。其症闭目则浑身麻木,昼减而夜甚,觉而开目,则麻木渐退,久则绝止。常开其目,此症不作,惧其麻木,不敢合眼,致不得眠,身体皆重,时有痰嗽,觉胸中常似有痰而不利,时烦躁,气短促而喘,肌肤充盛,饮食不减,大小便如常。麻木为风,三尺之童,皆以为然,细较之则有区别耳。久坐而起,亦有麻木,如绳缚之久,释之觉麻作而不敢动,良久则自已。以此验之,非为风邪,乃气不行。主治之当补其肺中之气,则麻木自去矣。如经脉中阴火乘其阳分,火动于中为麻木也,当兼去其阴火则愈矣。时痰嗽者,秋凉在外在上而作也,当以温剂实其皮毛。身重脉缓者,湿气伏匿而作也。时见躁作,当升阳助气益血,微泻阴火与湿,通行经脉,调其阴阳则已矣。

补气升阳和中汤:生甘草(去肾热)、酒黄柏(泻火除湿)、茯苓(除湿导火)、泽泻(除湿导火)、升麻(升阳助经)、柴胡以上各一钱,苍术(除湿补中)、草豆蔻仁(益阳退外寒)以上各一钱五分,橘皮、当归身、白术以上各二钱,白芍药、人参以上各三钱,佛耳草、炙甘草以上各四钱,黄芪五钱。咬咀,每服五钱,水二盏,煎至一盏,去渣,食远服之(《兰室秘藏·妇人门》)。

评述:麻木病有风邪外侵、气血亏虚、风湿痹阻、痰湿阻络、气血郁滞等多种证型。本案因肺脾气虚,营血失养所致。故李杲治以补气升阳和中,用补气升阳和中汤。通过补气升阳和中,推进营血正常运行,营养滋润四肢百骸,使四肢百骸得到正常营养,则麻木自愈。

目 疾 案

白文举年六十二岁,素有脾胃虚损病。目疾时作,身面目睛俱黄,小便或黄或白,大便不调,饮食减少,气短上气,怠惰嗜卧,四肢不收。至六月中,目疾复作,医以泻肝散下数行,而前疾增剧。予谓:大黄、牵牛虽除湿热,而不能走经络,下咽不入肝经,先入胃中,大苦大寒,重虚其胃,牵牛其味至辛,能泻气,重虚肺本,嗽大作。盖标实不去,本虚愈甚。加之适当暑雨之际,素有黄证之人,所以增剧也。此当补脾胃肺之本脏,泻外经中之湿热,制清神益气汤主之而愈。

清神益气汤：茯苓、升麻以上各二分，泽泻、苍术、防风以上各三分，生姜五分，青皮一分，橘皮、生甘草、白芍药、白术以上各二分，人参七分，黄柏一分，麦冬二分，五味子三分（《脾胃论》）。

　　评述：本案属脾胃气虚，亦有湿热的黄证，是在脾胃虚损的基础上所致湿热内生而发黄证，前医不识，误用泻肝散下之，更伤脾胃，是黄证加重。李杲治用清神益气汤，以益气健脾升阳，兼清化湿热。方证合拍，黄证病愈。

消　渴　案

　　李东垣治顺德安抚张耘夫，年四十余，病消渴，舌上赤裂，饮水无度，小便数多。李曰：消之为病，燥热之气胜也。《内经》云：热淫所胜，传以甘苦，以甘泻之。热则伤气，气伤则无润，折热补气，非甘寒之剂不能。故以人参、石膏各二钱半，甘草生、炙各一钱，甘寒为君。启元子云：滋水之源，以镇阳光。故以黄连三分，酒黄柏、知母、山栀各二钱，苦寒泻热、补水为臣。以当归、麦冬、白葵、兰香各五分，连翘、杏仁、白芷各一钱，全蝎一个，甘辛寒和血润燥为佐。以升麻二钱，柴胡三分，藿香二分，反佐以取之。桔梗三钱为舟楫，使浮而不下也。名之曰：生津甘露饮子。为末，汤浸蒸饼和成剂，捻作饼子，晒半干，杵筛如米大。食后，每服二钱，抄在掌内，以舌舐之、随津咽下，或白汤少许送下，亦可。此治之缓也，治之旬日良愈。古人消渴多传疮疡，以成不救之疾。此既数，亦不传疮疡，以寿考终。后以此方治消渴，诸证皆验。

　　评述：消渴病多属阴虚燥热，以阴虚为本，燥热为标，故治疗多以养阴生津，清热润燥为基本原则。李杲创生津甘露饮子，集甘寒、苦寒、和血润燥为一体，突出制成小丸，随津咽下，缓缓图之。后以此方治消渴，诸证皆验。

三 结语

　　李杲幼年家境富有，资雄乡里，少年习儒，天赋聪颖，博闻强记，沉稳安静，早有慧名。21岁时，因母生病去世，遂立志学医，拜当时名医张元素为师，数年之内，"尽得其法"，学成后未直接业医，而是"进纳得官"，期间疫病流行，诸医无策。他研制"普济消毒饮"治之，活人无数，一举成名，从此悬壶济世一生。他精研典籍，深刻思辨，切合实际，提出了"内伤脾胃，百病由生"。创立了"脾胃学说""阴火论""火为元气之贼说"等理论。他临证治病,倡导"内伤疾病,脾胃论治",治疗脾胃内伤,主张升发元气;内伤发热,甘温除热;论治用药,顾护脾胃,并创立了脾胃论治新方,形成了较为完整、系统的脾胃内伤病的辨证论治理论体系。他当之无愧地成为金元时期著名的医学家,中医学史上"金元四大家"之一,脾胃学说的创始人,为"补土派"的代表人物。

(刘彦妍)

第 六 讲
明代"药圣"李时珍

李时珍(1518~1593年),字东璧,晚年自号濒湖山人,湖北蕲春县人,是我国16世纪伟大的医学家、药学家,也是中医脉诊学家,享年75岁。

李时珍出身于中医世家,其祖父是一位走乡串镇的"铃医"(铃医是当时背着药包、针包,摇着铃铛,在民间行医的医生,现在是不允许的。现在的医生不仅要有国家批准的医师资格证书和医师执业证书,还必须有固定的医疗单位。否则就是非法行医)。其父李言闻,曾任太医院吏目,为当地名医,德行高尚,名噪一方,著有《四诊发明》《医学八脉著》《痘疹证治》等。

李时珍自幼聪明颖悟,酷嗜典籍。13岁(1531年)便考中秀才。

16岁(1534年)第一次赴武昌参加乡试,未中("乡试"是由各地州、府主持考试本地人,明、清两代定为每三年一次,在各省省城举行,各省主考官均由皇帝钦派。中试称为"举人",中试之举人原则上即获得了选官的资格。乡试考试类似于现在的公务员考试。但录取的数量就少多了)。

19岁(1537年)第二次赴武昌参加乡试,未中。

22岁(1540年)第三次赴武昌参加乡试,仍未中。李时珍经受三次科举失败的打击后,认识到仕途无望,决心继承父业,潜心研究医术。但李时珍的父亲不灰心,仍希望儿子李时珍献身于举子业,为官作宦,光宗耀祖。这时李时珍为表达自己决心,给他父亲写了这样一首诗:"身如逆流船,心比铁石坚,望父全儿志,至死不怕艰。"李时珍的父亲看到李时珍弃儒业医的志向这么坚决,也就支持了儿子开始学医。之后就是李时珍"读书十年,不出户庭"的刻苦学习医学的经历。

22~32岁是李时珍刻苦学习的时间段,经过"读书十年,不出户庭"的刻苦

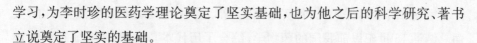

学习,为李时珍的医药学理论奠定了坚实基础,也为他之后的科学研究、著书立说奠定了坚实的基础。

32 岁(1550 年)到楚恭王家当差,兼管医所事务。

33 岁(1951 年)被推荐到太医院任职(在太医院,皇家藏书很多,名贵药材品种齐全,李时珍开阔了眼界、增长了医药知识。同时他也发现了之前本草中的很多漏误,也认识到了这些漏误直接影响了疾病治疗的效果。加上在太医院不受重用,李时珍借故回归故里)。

34 岁(1952 年)开始着手编写《本草纲目》。

46 岁(1564 年)著成《濒湖脉学》一书。

54 岁(1572 年)著成《奇经八脉考》一书。

60 岁(1578 年)经过三次修订,《本草纲目》完稿。

62 岁(1580 年)赴太仓弇山圆,拜访王世贞,请王世贞为《本草纲目》撰写序言。至此写成划时代的药学巨著《本草纲目》,历时近 30 年。

75 岁(1593 年)《本草纲目》在南京准备刊行之时,这位老人怀着对《本草纲目》书稿的无比牵挂,与世长辞(直到 3 年后才由南京书商胡承龙等主持刻版印出书籍)。

李时珍被后人尊称为"药圣""医中之圣"。在 1951 年 2 月德国柏林召开的世界和平理事会上,李时珍被推选为世界文化名人。莫斯科大学为纪念李时珍的丰功伟绩,特在莫斯科大学的长廊上设立李时珍大理石雕像。著名生物学家达尔文对《本草纲目》的评价是"中国古代的百科全书"。英国著名中国科技史专家李约瑟在《中国科学技术史》中写道:"16 世纪中国有两大天然药物学著作:一是世纪初(1505 年)的《本草品汇精要》;一是世纪末(1596 年)的《本草纲目》。两者都非常伟大。"郭沫若评价说:"李时珍已被公认为世界第一流科学家中的一位显著人物。"《本草纲目》被誉为"东方医药巨典"。

一 学术成就

(一)修订本草,编写《本草纲目》

李时珍以严谨的科学态度,不畏艰辛的高尚品格,上考三坟五典,下集诸子百家,跋山涉水,深入民间,实地验证,亲口尝试,虚心求教,历经近30年,全面总结了16世纪以前我国的药物学,综合了历代本草文献,采集了历代医籍方书,编写出宏伟巨著《本草纲目》。《本草纲目》全书分52卷,16部,60类,载药1892种,发现新药374种,插图1160余幅,收集医方11000多个,字数约190万字。其规模之大,超过了之前任何一部本草著作。

(二) 完善脉诊,编写《濒湖脉学》

《濒湖脉学》原分"七言脉诀"和"四言脉诀"两部分。"七言脉诀"为李时珍所著;"四言脉诀"是他的父亲李言闻根据宋代崔嘉彦的《四言举要》加以删补而成的。该书切合临床实际,易读、易记、方便运用,刊行后流传甚广,是学习中医脉诊很好的工具书,也是具有家学渊源的脉学专著,对中医脉诊学的继承与发展做出了杰出的贡献,以致后世的脉学著作多以此书为蓝本。《明史·艺文志》评:"摄其父《四诊发明》之精华撰成此书,以为脉学之指南。"

(三) 发现脑的生理功能,提出"脑为元神之府"

如《本草纲目·木部》"辛夷"条:"脑为元神之府"。元者,首也,始也;神者,神明,指精神意识思维活动;府者,聚也,指汇集处所。"脑为元神之府"是指脑是精神意识思维活动产生聚集的处所。在《本草纲目·人部》也说:"人之头圆如盖,穹窿象天,泥丸之宫,祖灵所集。"

(四) 发明中医学防治疾病的一些新技术

《本草纲目》不仅是药学专著,而且对内、外、妇、儿、五官等各科113种疾病都列举有具体的治疗方药,同时发明了一些中医防治疾病的新技术。例如,《本草纲目·水部》曰:"伤寒阳毒,热胜昏迷者,以冰一块置膻中,良。"这是医学上冰敷退热的最早记载。又如,《本草纲目·服器部》曰:"天行疫瘟,取初患者衣服,于甑上蒸过,则一家不染。"创立了蒸汽消毒法以预防传染病的预防医学方法。再如,自华佗的麻沸散失传后,中医学缺少了麻醉方法。李时珍发现曼陀罗花有麻醉作用,经过试验,发明了麻醉新方,用曼陀罗花"热酒调服三钱,少顷昏昏如醉"。

二 《本草纲目》的主要意义

(一)东方医药巨典

《本草纲目》不仅全面收集了历代本草的药物,且新增了一些药物,补充了某些药物;不仅继承了历代本草对药物性味、归经、作用等正确的论述,而且纠正了历代本草论著在药物性味、归经、作用等方面的一些谬误。其不仅为中国药物学的发展做出了重大贡献,而且对世界医药学、植物学、动物学、矿物学、化学等学科的发展也产生了深远的影响。因此,《本草纲目》成为我国药学史上的重要里程碑。《本草纲目》出版后,就在医药学界不胫而走,很快传到日本,以后又传到欧美多个国家,先后被译成日、法、德、英、拉丁、俄、朝鲜等十余种文字在国外出版,被公认为"东方医药巨典"。

(二)极其丰富的医学内容

在中医基础理论方面,《本草纲目》将中医基础的阴阳学说做了进一步发挥;在中医脏腑的功能方面,《本草纲目》对一些脏腑功能有独到的认识,例如,对命门和三焦的形态、部位、功能和相互关系等进行了具体的描述和深入的论述;在中医病机方面,《本草纲目》提出"痰病火十居七八"等观点;在临床医学方面,《本草纲目》第三卷、第四卷针对临床各种疾病提出辨证用药。书中以病名为纲,辨证用药为目,按照药物的性能、主治功效进行分类,组成百病主治药物的纲目系统,并且列举内、外、妇、儿、五官等各科 113 种疾病具体的辨证用药法则。书中收录历代医方 1 万余首,其中含急救、解毒方 420 多首。这对中医治疗学与急救医学的研究与发展都具有重要的价值。

三 《本草纲目》的书写过程

(一)立志编写

常言道:"有志者立长志,无志者常立志。"明代王守仁说:"志不立,天下无可成之事。"有史料记载,李时珍的一生立了两个长志:一是弃儒业医;二是修订本草,编写《本草纲目》。立志编写《本草纲目》是他在医疗实践中,在阅览历代本草文献时,发现本草学的内容与医疗实际有很大差别。许多药物有同物不同名的,有同名不同物的,有难以辨识的,有分类不对的,有些药物有毒却和一些无毒的药物形态相似,混淆难辨等。如果这样流传必将贻害无穷。为了纠正这些谬误、规范用药法度、澄清药物真相、增补新的药物、补充新的用药经验,他决定编写《本草纲目》,为后人造福。正如李时珍说:"古有《本草》一书,自炎黄及汉、梁、唐、宋,下迨国朝,注解群氏旧矣。第其中舛谬差讹遗漏不可枚数,乃敢奋编摩之志,僭纂述之权。"

(二)储备知识

重修本草,不仅要对本草进行全面了解,而且要对医学、植物学、古代哲学、古代科学,以及伦理道德学等进行全面了解。为此,在之后的十年中,他全身心地沉浸在浩如烟海的书籍宝库中,上至岐黄,下及各家,纵览诸子百氏,旁采民间之术。从《本草纲目》引据的书目来看,有医家著作 360 多种,经史百家书 590 多种,诸家本草 40 多种。三种合计近千种。这么多书籍李时珍都一一认真仔细地阅读。这些知识的储备,为修订本草积累了许多珍贵的资料、铺垫了坚实的基础。正如李时珍说:"长耽典籍,若啖蔗饴。遂渔猎群书,搜罗百氏。凡子史经传,声韵农圃,医卜星相,乐府诸家,稍有得处,辄著数言""书考八百余家,稿凡三易"。

(三)深入民间

本草源于民间,要修订本草,考证疑问,必须深入民间。为修本草,他脚穿草鞋,身背药筐,手牵毛驴,游走四方,深入山间田野,实地考察对照,辨识药物,向社会和大自然学习。从《本草纲目》有关记载来看,为了掌握第一手资料,扩充知识领域,李时珍曾到处考察和采访,除湖南、广西外,先后到过江西、江苏、安徽、河南等地,足迹遍及大江南北。那些农民、渔翁、樵夫、猎户、车夫、婢仆、和尚、道士、铃医、游人、酒客、商贾、文人、士卒等都是他的朋友和老师。他采访面之宽,求教范围之广,为他提供了书本上不曾有过的丰富的药物知识。例如,从渔夫那里得到鱼类等水生动物的知识;从猎人那里学到鸟类和野兽类的知识;从樵夫那里学到了多种树木等植物的知识;从农民那里学会了分辨五谷的知识等。

(四) 搜罗百氏

李时珍搜罗百氏,博采众长。他系统研究了历代诸家本草,广泛阅读了古典医籍,以及经史百家,从中搜集、摘录和整理了大量极有价值的文献资料并收录到《本草纲目》。这种认真继承的治学精神,对保存祖国的文化遗产做出了不朽的贡献。更难能可贵的是他在继承中并不因循守旧,而是一分为二地对待各家的学术和经验,吸取其精华,摒弃其糟粕。师古而不泥古,重视实用而又有创见,不受各家思想的束缚。在学术上敢于不讲门派,去伪存真,所以能吸纳各家之言,又不囿于各家。这样《本草纲目》就汇集了各家学术精华,摒弃了各家学术之糟粕。例如,李时珍在《本草纲目》中吸收了道家修身养性和治病方法之精华,同时又批判了一些道士荒诞虚无之说,如在太和山五龙宫北有一种"榔梅",杏形桃核,被道士说是"可以长生不老的仙果"。道士每年采摘回来,进贡皇帝。李时珍经过实验证实榔梅也只是有"生津止渴,清神下气,消酒"的作用,并非是"可以长生不老的仙果"。

(五) 方法科学

如何重修本草? 方法很重要。李时珍在修订本草的过程中采用了观察与试验,实践与理论,分类与综合,继承与创新等科学的方法。他把实践作为检验药物形态、特性、作用等方面的标准,并作为鉴别历代本草所载药物的是非标准,并通过反复细致的比较,区别各种药物的异同,获得正确的验证,澄清长期以来的混乱。在分类与综合方面,他打破了本草学沿用已久的上、中、下三品分类法,建立了三界十六部分类法,使分类体系更为科学化。这些科学方法为成功修订本草起到了决定性的作用。

(六) 坚韧不拔

历代本草书籍浩繁,涉及的药物有 1 000 多种,此外还有几百种没有载入的。要对每种药物进一步考证,揭示其作用,展现其用法。可以想象这是多么巨大的学术工程! 这是需要多少人力、财力才能完成! 这是需要多少年的时间积累才能完成! 如果没有坚韧不拔的毅力,没有持之以恒的决心和信心是难以想象的。然而,李时珍做到了。他经过近 30 年之艰辛,克服种种困苦,终于编写出了划时代的本草学巨著《本草纲目》，实现了他梦寐以求的目标。

四 现代运用

李时珍倾注一生之精力研究医药，并取得了举世瞩目的学术成就。他的学术成就巨大，为后人留下了珍贵的财富，至今仍被人们推崇应用、深入研究。

(一) 药学建树，盖世无双

《本草纲目》为一部本草巨著，全面收集了历代本草的药物，为本草学确立了完善的纲目系统，详载 1 892 种药物（新增药物 374 种）。每味药按"释名""集解""修治""气味""主治""发明""附方"等编排，对每种药物都进行了详细论述。《本草纲目》的出版，成为我国本草史上划时代巨著，对明末以前历代本草资料进行了全面系统的总结，不仅资料最完整，而且内容最丰富，被后人誉为本草总库。其中有关本草的药性理论、植物学同科分类法、中药的炮制方法、明末以前所用的中药制剂，以及药物化学、药理学等内容都有十分珍贵的价值。正如王世贞为《本草纲目》作序评价："如入金谷之园，种色夺目；如登龙君之宫，宝藏悉陈；如对冰壶玉鉴，毛发可指数也。博而不繁，详而有要，综核究竟，直窥渊海。兹岂禁以医书觏哉，实性理之精微，格物之通典，帝王之秘篆，臣民之重宝也。"至今《本草纲目》仍是中药学药物性味、归经、升降浮沉的重要依据；对国内外植物学的发展起到了重大的促进作用；记载了中药炮制技术的宝贵资料；收集了除现代药剂的注射剂、片剂、胶囊剂等以外的几乎所有中药制剂，对现代中药药剂学的发展做出了突出的贡献；为现代药学的研究奠定了坚实的基础。总之，《本草纲目》的问世不仅对中药的分类、鉴定、采集、炮制、储存、制剂等有突出的成就，而且对中药药理学、中药化学也有杰出的贡献。所有这些都成为现代研究的重要文献资料。

(二) 医方传承，宏富珍贵

李时珍不仅在药学上有突出成绩，而且在医学上也有丰硕成果。他的医学成果其中重要的一面就是传承医方。《本草纲目》在每味药物之后附有珍贵的医方。合计旧本方 2 900 余首，新增方 8 100 余首，共计 11 000 余首，这些方源于历代文献,或收集自民间,或自己临证经验所得。方剂来源十分广泛。所载诸方均使用简便,药源易得,适用有效,彰显了中医"简、便、廉、验"的特点。他的医方涵盖了内科、外科、妇科、儿科、骨伤科、皮肤科、五官科、传染科等各个学科,面面俱到。可见他选方之精心,经验之广博。在他的方剂中,有历代创用的各种剂型约 40 种,如膏、丹、丸、散、汤、酒、糖浆、喷雾、乳等剂型。其剂型之完备创历代医药典籍剂型之最。在他的医方中含急救、解毒方 420 多首,为后世中医急救医学的发展起到了促进作用。总之,李时珍在《本草纲目》中所载医方既精心筛选,又传承古方,且宏富珍贵,为后人留下了宝贵遗产,也为后世临床各科提供了良效医方,对现代中医医疗研究仍具有重大的参考和启迪作用。

(三)《濒湖脉学》,易读易记

李时珍是我国伟大的中医药学家,也是中医脉诊学家,著有脉学专著《濒湖脉学》。李时珍在其父李言闻《四诊发明》和前人《脉诀》的基础上,结合自己的脉学理论和实践经验,编著了《濒湖脉学》,使之成为具有脉学理论与临床实际相结合的一部脉学专著,对中医脉学的继承与发展做出了卓越的贡献。脉诊是中医特有的诊断疾病方法,是中医诊断疾病的重要手段。"有是证,必有是脉",然而,脉理精微,其体难辨;相似脉多,易于混淆。所以脉诊成为学习中医的一项高难技术。李时珍从脉搏的基本形态出发,对疑似脉进行详细比较,赋予体状诗、相类诗,详细描述各种脉象的特征,使后学者一目了然,易于理解和掌握;同时,又将 27 部脉进行归类,提出"脉理浩繁,总括于四。既得提纲,引申触类"。把浮脉、沉脉、迟脉、数脉四种脉象概括为纲,使后学执简驭繁,便于学习和掌握。不同的脉搏有不同的主病。李时珍秉承家言,博学多研,结合经验,赋予了主病诗、分部诗,揭示了各种脉象所见病、症之规律,使后学便于记忆,容易掌握,为中医脉诊的推广应用做出了突出的贡献。总之,《濒湖脉学》对后世脉学的发展产生了深远的影响,至今仍是学习中医脉诊的必读之书。

(四)脑的生理,元神之府

李时珍大胆提出"脑为元神之府"。明末之前中医学把主宰人体精神意识思维活动的生理功能归于心脏,如《素问·灵兰秘典论》曰:"心者,君主之官,神明出焉。"把"脑"认为是髓聚而成,故名"髓之海",如《灵枢·海论》曰:"脑为髓之海。"而对脑的生理功能没有具体提及。李时珍直言"脑为元神之府",认为元神源于先天,藏于脑中,脑是生命的枢机,主宰生命活动,主宰精神意识思维活动,以及感觉运动等。这是中医藏象学说的一个重大突破,突破了中医学的精神意识、思维活动全部由心主宰的观念;突破了脑的生理只是髓之海。这不仅为后世科学地揭示了脑的生理,而且也为神志病、运动疾病等的治疗开辟了治脑的新途径。之后,王清任在此基础上,在《医林改错》中指出"灵机记性在脑"。至今,经现代医学研究证实"脑为元神之府"的观点是正确的。这不仅为当今中风、癫痫、痴呆等疾病从脑论治提供了理论基础;而且为当今中医脑病科的建立与发展奠定了基础。

医案举隅

李时珍是一位伟大的药学家,也是一位经验丰富的临床医学家。他的医技高超,经验丰富,为后人所敬仰。他的医案多简明扼要,治法简单,善用单方验方。这些医案散见于《本草纲目》中。下面介绍几则案例。

咳 嗽 案

予二十岁时,因感冒咳嗽既久,且犯戒,遂病骨蒸发热,肤如火燎,每日吐痰碗许,暑月烦渴,寝食几废,六脉浮洪。遍服柴胡、麦冬、荆沥诸药,月余益剧,皆以为必死矣。先君偶思李东垣治肺热如火燎,烦渴引饮而昼盛者,气分热也。宜一味黄芩汤,以泻肺经气分之火。

处方:片芩30 g,水二钟,煎一钟,顿服。

次日身热尽退,痰嗽皆愈。药中肯綮,如鼓应桴,医中之妙,有如此哉。

评述:李时珍20岁时,因感冒而发肺热咳嗽,继而骨蒸潮热、痰多烦渴,病势沉重,多方治疗不见好转,无耐之时,他的父亲李言闻偶然想到李杲用一味黄芩治疗肺热火燎的经验,就试用单味黄芩为李时珍治疗,结果第二天就身热尽退、咳嗽痰多皆愈。真是言不治者是未得其术,一得其术,药到病除。因此,李时珍感慨地说"药中肯綮,如鼓应桴,医中之妙,有如此哉!"

胃　痛　案

荆穆王妃胡氏，因食荞麦面着怒，遂病胃脘当心痛，不可忍。医用吐下行气化滞诸药，皆入口即吐，不能奏功。大便三日不通。因思《雷公炮炙论》云：心痛欲死，速觅延胡。

处方：延胡索末10 g，温酒调下。

即纳入，少顷大便行而痛遂止。

评述：荆穆王妃胡氏，在食荞麦面时情绪愤怒，遂病胃痛，难以忍受。前医用吐法、下法、行气化滞等方药，因方药不对证，皆入口即吐，没有效果。患者大便三日不解，请李时珍诊治。李时珍看后联系到《雷公炮炙论》："心痛欲死，速觅延胡"，而选用温酒调服玄胡末法。结果：服用后，少顷肠胃气滞疏通，大便通而胃痛止。延胡索为"血中之气药"，既能活血，又能行气，且有良好的止痛效果。本案胡氏因气滞食阻，血行瘀滞，肠胃阻滞不通，随发胃痛、便秘诸证。用延胡索理气活血，走而不守，且有良好的止痛作用。患者服药后肠胃郁滞疏通，通则不痛，则胃痛止而大便通。

淋　证　案

叶朝议亲人患血淋，流下小便在盆内凝如蒟蒻，久而有变如鼠形，但无足尔。百治不效。一村医用牛膝根煎浓汁，日饮五服，名地髓汤。虽未即愈，而血色渐淡，久乃复旧。后十年病又作，服之又瘥。

又：小便淋痛，或尿血，或沙石胀痛。用川牛膝30 g，水二盏，煎一盏，温服。一妇患此十年，服之得效。怀牛膝亦可，或入麝香、乳香尤良。

又曰：老人久苦淋疾，百药不效。偶见临汀集要方中用牛膝者，服之而愈。

评述：本案患者患血淋，尿液在盆中有凝固物，状如蒟蒻（即魔芋，棕色，扁球形），久则又如鼠形，但没有足。久治不愈，后经一村医用地髓汤，即牛膝根煎浓汁，日服5次。服用后血色渐淡，凝固物减少。牛膝有川牛膝和怀牛膝之分。川牛膝主产于四川；怀牛膝主产于河南武陟、温县等地。牛膝的功用：补肝肾，强筋骨，逐瘀通经，通利关节，利尿通淋，引血下行。本案用怀牛膝。

下利案

一人素饮酒，因寒月哭母受冷，遂病寒中。食无姜、蒜，不能一啜。至夏酷暑，又多饮水，兼怀怫郁，因病右腰一点胀痛，牵引右胁，上至胸口，则必欲卧。发则大便里急后重，频欲登圊。小便长而数，或吞酸，或吐水，或作泻，或阳痿，或厥逆，或得酒少止，或得热稍正。但受寒、食寒，或劳役，或入房，或怒或饥，即时举发。一止则诸证泯然，如无病患。甚则日发数次。服温脾胜湿滋补消导诸药，皆微止随发。时珍思之：此乃饥饱劳逸，内伤元气，清阳陷遏，不能上升所致也。

处方：升麻葛根汤合四君子汤，加柴胡、苍术、黄芪。水煎服。服后仍饮酒一二杯助之。

其药入腹，则觉清气上行，胸膈爽快，手足和暖，头目精明，神采迅发，诸证如扫。

之后，每发一服即止，神验无比。若减升麻、葛根，或不饮酒，则效便迟。

评述： 本案患者下利，里急后重，时发时止，每遇受寒、食寒，或劳役，或入房，或怒，或饥即发，甚则日发数次；止则如常人。李时珍看后，认为患者的主要病机是饥饱劳逸，内伤元气，清阳陷遏，不能上升。因患者寒月哭母受冷中寒，伤及中焦阳气，加之夏暑多饮凉水，更伤中阳，且长期心情怫郁，阳气郁遏，以致内伤阳气，清阳陷遏，中阳当升不升而反下陷，造成大便频泻，里急后重，小便长而数。因阳气得酒热则升补，故病稍止，而遇寒、过劳则更伤阳气，故病又发。之所以患者曾服温脾胜湿滋补消导诸药，皆微止随发，是因为治标而不治本、没有完全异病机而治。李时珍则用升麻葛根汤合四君子汤，加柴胡、苍术、黄芪，并饮酒一二杯以助药力，则一服即止，神验无比。

五 结语

李时珍的一生是奋斗的一生。作为医生，他为人们防病治病、为民族的健康做出了巨大贡献；作为医药学家，他为后人留下了药物学、食疗学、临床医学、脉学等不朽的科学巨著。他的一生是成果卓著、功绩辉煌的一生。他作为中华民族的佼佼者，"将随民族生命永生！"如今，湖北省蕲春县蕲州镇东门外雨湖之滨的李时珍墓前,有一座用花岗石砌成的墓门,横梁上镌刻着"科学之光"四个大字,这便是华夏子孙对他的最高赞誉。最后,用《中国历代名医名术·李时珍·今鉴》的一段话结束这一讲:"李时珍是德业双修、知行兼备的伟大的中医药学家,所编著的《本草纲目》是中药学史上光照千古、泽及万世的里程碑,在中药学的研究领域有着承前启后的重大作用,是中国对全人类的一大贡献。"

（李　博）

第 七 讲
明代温补学派代表张介宾

张介宾(1563～1640年),字会卿,号景岳,别号通一子,外号"张熟地",浙江会稽(今浙江绍兴)人,是明代杰出的医学家,是温补学派的代表人物,他的学术思想对后世影响很大。他以渊博的学识、宏富的著述,堪称"仲景之后,千古一人"。他以医疗水平、学术成就被人们奉为"仲景、东垣再生"。

张介宾原籍四川绵竹,后迁居今浙江绍兴。因祖上以军功起家而世袭绍兴卫指挥使,"食禄千户",家境富裕。他的祖父是朝廷将官,父亲张寿峰是定西侯门客,素通文理,旁通医学。他作为将门之后,从小就受到了良好的家学启蒙。他自幼聪颖好学,喜爱读书,广泛接触诸子百家和经典著作,在其父的影响下早年就开始学医,学习《黄帝内经》等医书。

13岁(1576年),随父到北京,师从京师名医金梦石学习。青年时广游于豪门,结交贵族。当时上层社会盛行理学和道家思想。他闲余博览群书,思想多受其影响,通晓易理、天文、道学、音律、术数、兵法之学。因此,在京城的经历不仅尽得金氏医学心传,而且广涉博览,获得了大量的多方面的各科知识,为他在医学的成就方面奠定了重要的基础。

22岁(1585年)之前,他都在学习阶段,没有行医,可能受其先祖以军功立世的激励,他壮岁从戎,参军幕府,游历北方,足迹到过榆关(今山海关)、凤城(今辽宁凤城市)、鸭绿江和朝鲜一代。由于朝廷腐败,他数年戎马生涯无所成就,使他的军功壮志"消磨殆尽"。

30岁(1593年),尽弃功利之心,解甲归隐,返回京师,结束戎马生涯,潜心于医道,开始行医活人。但是十几年来一直平庸生活,患者不多,没有名气。

43岁(1606年),京师瘟疫大流行,众医无策,死伤无数。他观察到,这次瘟疫有两个特点：一是发病的患者以老人和孩子为多；二是症状表现寒多热少。因此，他大胆"用大补大温兼散之剂，得以全活者数十人"。从此，一举成名，开始不断出入大官府邸，很快成为名医，求诊者络绎不绝。正如《黄梨洲文集·张景岳传》曰："为人治病，沉思病原，单方重剂，莫不应手霍然，一时谒病辐辏其门。"这是他在京师行医盛况之写照。

57 岁（1620 年），举家遣返浙江绍兴（风景秀丽、空气清新、水质优良，患者相对不多），这使他能够专心从事于临床诊疗，著书立说。到浙江绍兴几年后，患者逐渐增多，按《黄梨洲文集·张景岳传》的描述是"浙东西，何止活万人"。

61 岁（1624 年），在叶秉敬的帮助下，出版发行了他的巨著——《类经》《类经图翼》《类经附翼》。

至晚年又将治学心得、临床经验汇总整理成《景岳全书》《医学杂论》。

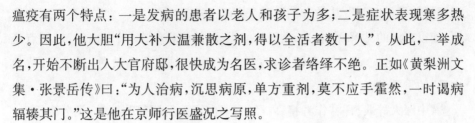

一 医学成就

（一）著书立说

张介宾著有《类经》《类经图翼》《类经附翼》《景岳全书》，以及《质疑录》。在这里重点介绍《类经》和《景岳全书》。

1.《类经》

《黄帝内经》分《素问》和《灵枢》两部分，是中国现存最早的研究人体解剖、生理、病理、养生、疾病诊断、治疗及预防的传统医学巨著，也是世界上最早、最完整的医学理论著作，史称"医书之祖"。自《黄帝内经》问世，也从此确立了中医学独特的理论体系，成为中医学发展的理论基础和源泉，被称为中医学的奠基之作。

《类经》是张介宾中年以后编著的书籍，注释编次《黄帝内经》，是学习和研究《黄帝内经》的重要参考书。为编写这本书，张介宾历时 30 年，易稿 4 次，撰成了《类经》32 卷。他认为《黄帝内经》是医学至高经典，学医者必应学习。但《黄帝内经》"经文奥衍，研阅诚难"，确有注释的必要。自唐以后注述《黄帝内经》的比较多，其中王冰注的《黄帝内经素问注》是最有影响的大家注本，但王冰未注《灵枢》，而其他各家的注本又有较多阐发未尽之处。所以，张介宾"遍索两经""尽易旧制""从类分门",将《素问》《灵枢》合二为一,集前人注家的精要,加以自己的见解,命名为《类经》。《类经》的注释编次《黄帝内经》的特点是敢于破前人之说,理论上有创见,注释上有新颖,编次上有特色,是学习《黄帝内经》的重要参考书。

《中医大辞典》评:"作者将《内经》全书内容重新调整改编,按类分为摄生、阴阳、藏象、脉色、经络、标本、气味、论治、疾病、针刺、运气、会通共 12 类,每类又分若干小类,并附注释。由于内容以类相从,故名《类经》,书中将《内经》原文作了较广泛深入的研究和解释,是学习和研究《内经》的一部重要参考书。"

《中国历代名医名术·张介宾·今鉴》:"本书乃中医名著,作者倾注毕生精力,考核医经及诸子百家,深究《黄帝内经》以类相从,发隐钩玄而著成此书,对阐发《黄帝内经》理论居功甚伟。清代雍正年间被列为医师进修必读三书(《伤寒论》《本草纲目》《黄帝类经》)之一,对中医学说的普及和中医学术的发展做出了卓越的贡献。"

2.《景岳全书》

《景岳全书》是张介宾晚年之作,汇集临床各科、方药、针灸之大成,是一部全面而系统的临床参考书。成书后他驾鹤西去,后由他的孙子出版。《景岳全书》既有深厚的医学理论,又有丰富的临床各科临证经验,将内、外、妇、儿科的医理、治法、方剂、中药,以及针灸等,靡不网罗贯穿,故称之为"全书"。本书汇集了张介宾一生的学术思想、理论建树和临床各科临证心得。张介宾将其一生的医学研究、临证经验、用药心得等,辑成《景岳全书》64 卷。其内容丰富,囊括理论、本草、成方、临床各科疾病,是一部全面而系统的临床参考书。后世《景岳全书》流传很广,尤其是清代医家更是盛行阅读学习。正如清代章楠在《医门棒喝》中论《景岳全书》说:"尝见诵景岳者,其门如市。"

《四库全书总目提要》评:金元以来,河间刘守真立诸病皆属于火之论,丹溪震亨立"阳有余阴不足"及"阴虚火动"之论,后人拘守成方,不能审求虚实,寒凉攻伐,动辄贻害,是以力求其偏,谓人之生气以阳为主,难得而易失者惟阳,既失而难复者亦惟阳,因专以温补为宗,颇足以纠鲁莽灭裂之弊,于医术不为无功。

《中医大辞典》评:"全书分传忠录、脉神章、伤寒典、杂证谟、妇人规、小儿则、麻疹诠、外科钤、本草正、新方、古方、外科方等。择取诸家精要,对辨证论

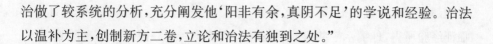

治做了较系统的分析,充分阐发他'阳非有余,真阴不足'的学说和经验。治法以温补为主,创制新方二卷,立论和治法有独到之处。"

(二) 理论建树

张介宾的一生创建了较多的中医理论观点,诸如"阳非有余,真阴不足""五脏之伤,穷必及肾""阴中求阳,阳中求阴"等。

1. 阳非有余,真阴不足

阳非有余,真阴不足是指人体之阴阳常处于阳气不足,阴血也不足的状态。这与朱丹溪倡导的"阳常有余,阴常不足"是不同的。这一学说的提出是针对当时医林习惯用苦寒攻伐、寒凉滋阴酿成的弊端。张介宾为对这一时代弊端救偏补弊,遂开展了对刘河间、朱丹溪之说的质疑,并提出了"阳非有余,真阴不足"的论点。

为什么说张介宾的"阳非有余,真阴不足"是救偏补弊之论? 这是有历史渊源的。

张介宾早年推崇丹溪之学。朱丹溪处于金元时代,当时是《太平惠民和剂局方》盛行的时代,医者每多滥用辛热燥烈药物而致伤阴劫液,所以当时的阴虚、热证为多。因此,朱丹溪以"阳有余阴不足"立论,治病多用寒凉滋阴。当时的刘河间以火热立论,倡六气皆从火化,治病又多用寒凉攻伐。到了明代,一些医者仍延续寒凉、滋阴,殊不知不同时代有不同的病证特点。滥用滋阴则滋腻伤脾胃;滥用寒凉则苦寒伤阳气。这成为医学界的一个时弊。张介宾在多年丰富临床实践中,逐渐摈弃朱丹溪的学说,私塾温补学派前辈人物薛己(1486~1558 年),薛己身为明太医院使,主要为皇室王公等贵族诊病,病机多见虚损,故喜用补。张介宾出身贵族,交游亦多豪门大贾,故法从薛己,力主温补。特别针对朱丹溪之"阳有余阴不足"而创立了"阳非有余,真阴不足"的学说,这是时代纠偏补弊的需要,对后世产生了较大影响。

2. 五脏之伤,穷必及肾

《景岳全书·虚损》记载"五脏之伤,穷必及肾"。意思是说五脏的疾病,在其病变发展过程中,最后都会向肾脏发展。为什么? 由于肾阴肾阳为元阴元阳,是各脏腑阴阳之本,阴阳之根,所以肾之阴阳失调会致其他各脏腑阴阳失调;反之,其他脏腑阴阳失调,日久也必会累及于肾,导致肾之阴阳失调。所以说"五脏之真,惟肾为根""五脏之伤,穷必及肾"。这一论点也是张介宾几十年临证经验所得,他揭示一些疾病的发展演变规律。这一论点很具有前瞻性,在几百年后科学发达的今天,也得到了现代医学的论证,如高血压性肾损害、糖尿病肾病、系统性红斑狼疮性肾炎、过敏性紫癜肾炎、痛风性肾病等,都是其他疾病日久累及到肾,引起的肾病。这一论点至今仍然对现代临床工作具有重要的价值。

3. 阴中求阳,阳中求阴

《景岳全书·新方八阵·补略》曰:"善补阳者,必于阴中求阳,则阳得阴助而生化无穷;善补阴者,必于阳中求阴,则阴得阳生而泉源不竭。"

此句意思是说善于补阳的医生要在补阴的基础上补阳,这样阳气才能不断化生;而善于补阴的医生,要在补阳的同时补阴,这样阴精的化生才能泉源不竭。这一观点自张介宾提出后,一直为后世医者所重视,并指导着临床实践,已成为广为传颂的名言。在中医学发展史上,汉、唐之前的中医治疗多偏重于法和方,强调用什么法和方治什么病,至于这一法和方为什么治这种疾病,很少有理论支持。到了明代医家才真正重视于理,对其法和方所治疗的疾病给予了说明。例如,大家非常熟悉的肾气丸(《金匮要略》),能温补肾阳,但为什么要用那么多补益肾阴精的药物呢?《金匮要略》中没有解释,人们也不得而知。而明代的张介宾悟出了其中的道理,给出了清晰的解释,就是"善补阳者,必于阴中求阳,则阳得阴助而生化无穷",使人茅塞顿开。这种阴阳互济、精气互生理论对后世产生了深远影响。

(三) 临证诊治

张介宾43岁之后已成为很有影响的名医。他在临床诊治疾病中有很多独到的诊疗经验和方法。他创立了"十问歌",创立了新方186首。其中有很多方剂至今仍是常用名方。他在诊治疾病的过程中,贯彻由简而繁,再由繁至简,诊病施治,贵乎精一。

1. 首创"十问歌"

张介宾首创"十问歌",对后世影响很大,至今仍指导着临证问诊。

张介宾的"十问歌":一问寒热二问汗,三问头身四问便,五问饮食六问胸,七聋八渴俱当辨,九因脉色察阴阳,十从气味章神见,见定虽然事不难,也

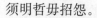

须明哲毋招怨。

清代名医陈念祖尤其对"十问歌"推崇备至,他在《医学三字经》《医学实在易》中都有转载,并在《医学实在易》中还对"十问歌"加了批注,并做了一些修改。

陈念祖的"十问歌":一问寒热二问汗,三问头身四问便,五问饮食六问胸,七聋八渴俱当辨,九问旧病十问因,再兼服药参机变,妇人尤必问经期,迟速闭崩皆可见,再添片语告儿科,天花麻疹全占验。

据1982年卫生部(现国家卫生健康委员会)中医司《中医病案书写格式与要求》的通知精神,将其改编:问诊首当问一般,一般问清问有关,一问寒热二问汗,三问头身四问便,五问饮食六问胸,七聋八渴俱当辨,九问旧病十问因,再将诊疗经过参,个人家族当问遍,妇女经带病胎产,小儿传染接种史,痧痘惊疳嗜食偏。

总之,中医的"十问歌"都是以张介宾的"十问歌"为基础得来的。张介宾的"十问歌"对中医诊病辨证起到了重要作用,同时对避免中医误诊误治也起到了重要的作用。

2. 创立新方186首

《景岳全书》创立新方186首,其中大补元煎、左归饮、左归丸、右归饮、右归丸、济川煎、舟车丸、金水六君煎、柴胡疏肝散、痛泻要方、八珍益母丸、玉女煎、温胃散、六味异功煎、暖肝煎、秘元煎、赞育丹等,都是至今仍被广泛应用的良方。张介宾所创立的这些方剂,在《中医方剂学》的本科教材中选用的就有15首。

3. 诊病施治,贵乎精一

张介宾反复强调治病求本的重要性,他论述了"道本一源,理无二致;自一源而万变,则万变仍归于一。""凡看病施治,贵乎精一,盖天下之病,变态虽多,其本则一;天下之方,活法虽多,对证则一。""经曰揆度奇恒,道在于一,得一之情,以知死生,此即道中精一执中之训也。"等。这都强调了疾病虽多,病本则一;治法虽多,对证则一,所以诊病施治,才贵乎精一。

"一"是最小,也是最大。由"一"而分无数,而无数最终归"一"。由于张介宾对"一"的哲学认识至深,所以又自号叫"通一子"。

道本一源,源于庄子。

庄子,姓庄,名周,字子休,是继老子之后,战国时期道家学派的代表人物,是道家学派的主要代表人物之一。他与老子齐名，被称为老庄。他与老子并称，被称为"道家之祖"。他继承和发展老子"道法自然"理论，认为天人之间、物我之间、生死之间以至万物，只存在着无条件的同一，庄子说"天地与我并生，万物与我为一"。白居易的《读庄子》中说："庄生齐物同归一，我道同中有不同。遂性逍遥虽一致，鸾凰终校胜蛇虫。"

（四）完善了中医针灸学

在针灸学理论与实践方面：张介宾除在《类经》中专节详论针灸外，在《类经图翼》一书中广泛收集汇编了前人对经络、腧穴及临床灸法的认识。其内容上自《黄帝内经》《针灸甲乙经》，中到《备急千金要方》《外台秘要》，下至《乾坤生意》，以及针灸歌赋，几乎全部囊括。他对中医针灸学理论的进步和完善起到了较大的推动作用。

上述学术成就偏于理论方面。在临证诊病方面，张介宾也颇有造诣，是当时为数不多、屈指可数的，真可谓一代名医。当时有人形容张介宾看病的情景，说他"为人治病，沉思病源，单方重剂，莫不应手霍然"。可见他当时治病已达到至高的境界。

二 现代运用

张介宾的学术思想和临证经验非常丰富，至今对中医临床仍发挥着重要的指导作用。下面从阴阳互济、穷必及肾、施治精一、病本在肾、擅长温补、扶阳祛邪，以及他创立的验方等几个方面加以说明。

（一）阴阳互济

《景岳全书·新方八阵·补略》中强调曰："善补阳者，必于阴中求阳，则阳得阴助而生化无穷；善补阴者，必于阳中求阴，则阴得阳生而泉源不竭。"张介宾的阴阳互济观有两方面的贡献：一是以阴阳互根的理论阐发了人体的阴阳、精气的生理、病理规律，创立了"阴中求阳""阳中求阴"的治法；二是以阴阳互根的理论提出了"阳常不足，阴本无余"的理论观点，突出了重阴治形与顾护阳气的临证治疗观。临证中他依据这种阴阳互济理论，运用于补肾法中最多，在他创制的补肾名方中就有右归丸、右归饮、左归丸、左归饮、大补元煎、举元煎、保阴煎、大营煎等方剂。在其阴阳互济理论观中最能体现阴阳互济的临证法则，就是他创立的"阴中求阳"和"阳中求阴"。他依据机体阴与阳既不能相离，更不能相失，而是相互资生、相互依存的关系，创立了中医学阴阳互济的治疗大法。这一理论至今不仅对中医临床有重要的借鉴和启发作用，而且仍在广泛运用。

（二）穷必及肾

《景岳全书·虚损·论证》曰："虚邪之至，害必归阴；五脏之伤，穷必及肾。"这是说外邪伤及机体，邪气会由表入里，病情会由阳经传入阴经；而五脏疾病，在其病变过程中，日久则会伤及于肾，造成肾病。五脏疾病日久之所以都会伤及于肾，是因为肾与五脏间具有密切的关系，如心与肾的水火既济关系，肝与肾的乙癸同源关系，脾与肾的先后天之本关系，肺与肾的金水相生关系等。并且肾主身之阴阳，肾之阴阳是各脏腑阴阳之根，肾阴滋养五脏之阴，肾阳温养五脏之阳。因此，五脏病无论阴虚、阳虚，日久都会伤及于肾，导致肾阴、肾阳虚弱。对五脏久病的治疗，可以将补肾阴、补肾阳作为治疗大法；也可以在治疗五脏病的基础上，同时配伍固护肾气，滋养肾精，在治疗五脏之疾的同时，辅以防治病情传变之法。从现代临床运用来看，"穷必及肾"不仅揭示了一些疾病的发展演变规律；而且为五脏病从肾论治提供了重要的理论依据，也为当今对冠心病、高血压、肺气肿、慢性结肠炎、脑血管疾病、肿瘤，以及白癜风等疾病从肾论治提供了重要的理论依据。

（三）施治精一

《景岳全书·传忠录下·误谬论》曰："道本一源，理无二致；自一源而万变，则万变仍归于一。"疾病种类繁多，证候错综复杂，治法多种多样，但施治的基本原则是一致的。正如《景岳全书·传忠录上·论治》曰："凡看病施治，贵乎精一，盖天下之病，变态虽多，其本则一；天下之方，活法虽多，对证则一。故凡治病之道，必确知为寒，则竟散其寒；确知为热，则竟清其热，一拨其本，则诸证尽除矣""凡施治之要，必须精一不杂，斯为至善。"由此可见，张介宾十分强调施治精一论。施治精一包括两个方面：一是确立治法精一不杂；一是遣方用药精一不杂。而施治精一必须建立在辨证准确、认清病源的基础上。他的这一"施治精一观"至今仍指导着中医临证,为中医辨证论治提供了纲领性的思路,而且至今中医在带教过程中仍经常强调要"施治精一",用药要精纯,反对用药数量的繁杂。

(四) 病本在肾

肾为先天之本,主一身之阴阳。人体各脏腑组织器官的功能活动都根源于肾。因此,人体很多的疾病"病本在肾",而治疗这些疾病也理当用治肾之法。张介宾认为消渴、怔忡、惊悸、泄泻、咳嗽、腰痛、痰饮,以及不孕等疾病病本都在肾,所以强调治疗宜从肾治。张介宾的"病本在肾"观为后世一些慢性病的辨证提供了辨证思路、指出了治疗大法。近些年,有医者依据张介宾的这一辨治思路,对再生障碍性贫血、白血病、血友病、慢性疲劳综合征、早老症、心律失常、冠心病、强直性脊柱炎等疾病,从"病本在肾"论治,取得了良好的治疗效果。

(五) 擅长温补

《景岳全书·传忠录上·论治》曰:"凡临证治病,不必论其有虚证无虚证,但无实证可据而为病者,便当兼补,以调营卫精血之气;亦不必论其有火证无火证,但无热证可据而为病者,便当兼温。"这句话的意思是医者临证治病,不必要辨其有无虚证,只要辨其无实证者就可以兼用补法;也不必要辨其有无火证,只要辨其无热证者就可以兼用温法,可见张介宾对温补法应用之广泛。这是张介宾临证治病擅长运用之法。张介宾临证擅长温补,反对寒凉。他不仅纠正了当时过用寒凉之弊,而且将温补之法应用范围进一步扩大。他不仅为温补学派奠定了坚实的理论基础,而且为温补法的运用积累了丰富的经验。张介宾创立的温补治消渴、温补治疫病、温补治虫积、温补治泻痢、温补治遗精、温补治腹痛、温补治阳痿,以及温补养生、温补保健等都体现了他善用温补的治疗特色。这对后世临证施治,尤其对慢性病的临证施治产生了深远的影响,发挥了积极的作用。

(六) 扶阳祛邪

《类经附翼·大宝论》曰:"天之大宝,只此一丸红日;人之大宝,只此一息真阳。"这句话着重论述了阳气的重要性,是说"造化之原""性命之本"就是阳气而已。"生化之权,皆由阳气"。《景岳全书·传忠录下·辩丹溪》亦曰:"自生而长,自长而壮,无非阳气为之主。"因此,张介宾诊病重阳虚,善用扶阳祛邪,如对瘟疫、水肿、腹痛、噎膈、臌胀、痹证、虫积、泻痢、呕吐等疾病的治疗均善用扶阳祛邪法。至今在他的扶阳祛邪法影响下,有医者用扶阳祛邪法治疗肥胖、骨质疏松、风湿病、肿瘤、肾炎水肿、冠心病、心律失常、过敏性鼻炎,以及腹痛、痛经等病取得了良好的效果。

张介宾创立验方举隅如下。

1. 右归丸

组成:大怀熟地黄 240 g,山药(炒)120 g,山茱萸(微炒)90 g,枸杞子(微炒)120 g,鹿角胶(炒珠)120 g,菟丝子(制)120 g,杜仲(姜汤炒)120 g,当归 90 g(便溏勿用),肉桂 60 g(渐可加至 120 g),制附子 60 g(渐可加至 180 g)。

用法:将大怀熟地黄蒸烂杵膏。其余共为细末,炼蜜为丸如弹子大。每嚼服二三丸。以滚白汤送下,其效尤速。

功用:温补肾阳,填精益髓。

主治:肾阳不足,命门火衰证,症见年老或久病气衰神疲,畏寒肢冷,阳痿遗精,或阳衰无子;或饮食少进;或反胃噎膈;或怯寒畏冷;或大便不实,泻痢频作;或小水自遗,虚淋寒疝;或腰膝软弱;或下肢浮肿。

现代运用:常用于治疗肾病综合征、阴茎勃起功能障碍、老年甲状腺功能减退症、老年骨质疏松症、妇女更年期综合征、不孕症、男性不育症、心血管疾病、心力衰竭、老年性皮肤瘙痒、进行性肌营养不良、2 型糖尿病、再生障碍性贫血、白细胞减少症等属肾阳不足者。

2. 大补元煎

组成:人参 3～60 g,炒山药 6 g,熟地黄 6～90 g,杜仲 6 g,当归(泄泻者去之)6～9 g,山茱萸(畏酸、吞酸者去之)3 g,枸杞子 6～9 g,炙甘草 3～6 g。

用法:水煎,食后温服。

功用:益气养血,补益肝肾。

主治:气血亏虚,肝肾虚弱证,症见精神萎顿,腰酸耳鸣,汗出肢冷,心悸气短,脉微细。

现代运用:常用于治疗骨质增生症、男性不育症、少弱精子症、妇女月经后期、卵巢早衰、低颅压性头痛、眩晕症、慢性乙型肝炎、慢性布鲁氏菌病、惊恐症、肾病综合征、慢性肾炎蛋白尿、糖尿病肾病、恶性肿瘤化疗后毒副作用、斑秃等属气血虚弱证者。

3. 镇阴煎

组成：熟地黄30～60 g，牛膝6 g，炙甘草3 g，泽泻5 g，肉桂3～6 g，制附子2～9 g。

用法：水煎服。

功用：补益阴精，引火归源。

主治：阴虚于下，格阳于上，则真阳失守，血随而溢，以致大吐大衄，六脉细脱，手足厥冷，危在顷刻而血不能止者，速宜用此方，使孤阳有归，则血自安也，如治格阳喉痹上热者，当以此汤冷服。

现代运用：常用于治疗慢性咽炎、反复发作性口腔溃疡、点滴状银屑病、复发性单纯疱疹、痤疮等属于虚热上炎者。

4. 固阴煎

组成：人参9～15 g，熟地黄9～15 g，炒山药6 g，山茱萸5 g，炒远志3 g，炙甘草3～6 g，五味子14粒，菟丝子(炒香)6～9 g。

用法：水煎，食后服。

功用：补益气阴，益精固摄。

主治：阴虚滑泄，带浊淋遗，及经水因虚不固等证。

现代运用：常用于治疗妇女月经过少、更年期综合征、顽固性子宫出血、免疫性不孕(抗精子抗体)、肾炎蛋白尿，以及遗尿、男子滑精等属于阴虚不固证者。

5. 赞育丹

组成：熟地黄(蒸捣)240 g，白术(用冬术)240 g，当归、枸杞子各180 g，杜仲(酒炒)、仙茅(酒蒸一日)、巴戟肉(甘草汤炒)、山茱萸、淫羊藿(羊脂拌炒)、肉苁蓉(酒洗去甲)、韭子(炒黄)各120 g，蛇床子(微炒)、制附子、肉桂各60 g。

用法：上药研末，炼蜜为丸。或加人参、鹿茸亦妙。

功用：温补肾阳，益精养血。

主治：男子阳痿精衰，虚寒不育等证。

现代运用：常用于治疗男性不育、少弱精子症、性功能障碍、妇女子宫发育不良、再生障碍性贫血、垂体前叶功能减退症等属于肾阳虚弱证者。

6. 巩堤丸

组成：熟地黄60 g，菟丝子(酒煮)60 g，白术(炒)60 g，补骨脂(酒炒)30 g，益智仁(酒炒)30 g，北五味子30 g，制附子30 g，茯苓30 g，韭子(炒)30 g。

用法：上药为末，山药糊丸，如桐子大。每服百余丸，空心滚汤，或温酒送下。

功用：温补肾阳，缩泉止遗。

主治：膀胱不藏，水泉不止，命门火衰，小水不禁等证。

现代运用：常用于治疗中老年妇女尿道综合征、带下量多、小儿遗尿、老年人尿失禁、膀胱过度活动症、老年夜溺频数、非感染性尿道综合征、糖尿病小便频数、慢性肾小管功能不全、原发性醛固酮增多症等属于肾阳虚弱证者。

附 医案举隅

张介宾的医案散见于《景岳全书》中。他的医案虽存世无几，但实属珍贵，又足资后学借鉴。下面介绍几则案例。

毒蘑菇中毒案

吴参军，男，因吃了毒蘑菇发生腹痛、腹泻、恶心、呕吐、流涎、流泪、出汗、瞳孔缩小、呼吸困难、腹胀、脉缓等病状。曾先后请来三位当地医生，用的都是黄连、黑豆、桔梗、甘草、枳实等清热解毒的中药。结果不仅无效，反而病更重了，吴参军水米不进，形体日渐消瘦，卧床不起，有时还出现昏睡等。张介宾查看了吴参军的脉象及症状，开了如下处方。

处方1：人参、白术、茯苓、干姜、附子、甘草各15 g，水煎服。

参军的家人将昏睡的参军叫醒后，将处方让参军看。这位稍懂一些中药药性的参军一看张介宾的处方，非常生气。参军说："我是让你来为我解毒抢救的，你开了这么多补气药和温阳药能把我抢救过来吗？你这是让我快点去死啊！"张介宾说："根据你的病状，只能用这六样中药为你解毒了。"参军没有办法，在张介宾及家人的劝说下，只好勉强喝下了。参军没想到，喝完2剂药后，呕吐就止住了，腹泻也减轻了，并能进食稀粥了，又喝了3剂药，腹泻、腹胀、腹痛就好了。张介宾接着又开处方如下。

处方2：熟地黄30 g，人参、白术、茯苓、干姜、附子、甘草各15 g，水煎服。

这个方就是在原来的方子中加了30 g熟地黄。结果参军服药后病状及身体状况一天比一天好。在25剂汤药服完后，疾病彻底治愈，身体恢复如初。吴参军虽懂得一些中医中药的知识，但他只知道毒蘑菇中毒应当用解毒药。于是，他请教张介宾说："你解毒蘑菇之毒不用解毒药，而用补气温阳药，这是为什么？"张介宾回答说："毒蘑菇中毒分为阴毒和阳毒。阴毒有寒，阳毒有热。你当时的中毒症状毫无热象，而是出现一派寒象，应该属于阴寒之毒。解阴寒之毒只有用温阳补气药才能奏效，才能解毒。如果解阴寒之毒误用黄连等清热解毒的寒凉药，就会使这些药成为助毒药，这只能使病情加重。这就是中医寒者热之，热者寒之的道理。"

评述：善用熟地黄是张介宾用药最具特色之处。他用熟地黄所治疾病很广，诸如外感表证、呕吐、水气、肿胀等，这一部分疾病是历代医家用熟地黄有所避忌的。张介宾则不拘常法，善用熟地黄，屡收奇效，因此人称张熟地。他认为熟地黄"大补血衰，滋培肾水，填骨髓，益真阴。专补肾中元气，兼疗藏血之经"，而且他认为熟地黄可以入脾经，滋养脾阴。所以他认为熟地黄是一味兼顾脾、肾的药物，熟地黄可以补足脾肾之阴，使得阳气的生发有了物质基础。

泄　泻　案

叶秉敬，男，泄泻20多年。早在20多年前，他在科举考试阶段，由于学习特别辛苦、劳累，加上饮食不规律，以致患上了慢性腹泻。20年来经常腹泻，尤其是饮食稍有不慎，腹泻就加重，多处求医治疗乏效。他一次偶然的机会找到张介宾。张介宾诊病后，开了个方子。

处方：人参、白术、肉桂、附子。

叶秉敬服用后感觉良好。之后张介宾以这四味为基础，经过近5年的加减调治，叶秉敬痊愈了。不仅彻底治愈了泄泻，而且体质也强健了。

评述：一般来说，治疗泄泻通常是以健脾止泻为法，但张介宾认为叶秉敬的泄泻是命门火衰所致，所以采用了温补命门之火为主的治疗方法(后来，叶秉敬中了进士，官至湖广按察使等职。张介宾的《类经》就是叶秉敬资助出版的）。从这一医案可以看出，张介宾治病用药有"药味少而精"的特点。张介宾处方用药，讲求"精专"二字，从不鱼目混珠，庞杂为用。他认为，"施治之要，必须精一不杂，斯为至善。""若用治不精，则补不可以治虚，攻不可以祛邪。"他自创的方剂较多，药味都比较少，所选的药物其功能都比较专而效宏。后人对张介宾的用药评价是"药物精专，简便效验"。

消渴不寐案

周公，40多岁，积劳成疾，患有消渴，神困食减，经常恐惧，通宵不寐已半年多，夜尿多，尿如膏浊液，形体消瘦，脉缓。请张景岳诊治。张景岳诊治后，辨证为神消于上，精消于下。

处方：用归脾汤去木香合大补元煎化裁。一偏养阳，一偏养阴。

周公大约加减服用300余剂，消渴病证痊愈。

评述：归脾汤原为《济生方》之方。方药组成：白术、茯神、黄芪、龙眼肉、熟枣仁、人参、木香、甘草。明代薛立斋在方中加入了当归、远志两味，使养血宁神之效尤彰。至此，这个方子广泛流传，一直沿用至今。归脾汤主治心脾两虚证，多因思虑过度，劳伤心脾，气血不足所致。大补元煎是《景岳全书·新方八阵》中第一方，可见本方之重要。方药组成：人参、炒山药、熟地黄、当归、杜仲、山茱萸、枸杞子、炙甘草。这是气血双补，偏补肾精的方子。本方主治气血两亏，精神萎顿，腰酸耳鸣等病证。张介宾师古而不泥古，他的不少方剂都是由古方化裁而来，化裁后的方剂明显增强了治疗效果，扩展了治病范围。后世评张介宾"善于化裁古方、创立新方"。

水 肿 案

陶姓，年逾40岁，因患伤寒，为医误治，危在旦夕，乃以大剂人参、附子、熟地黄之类，幸得挽回。患者病愈后喜欢饮酒，不到2个月，水肿又发，忽病足股尽肿，胀及于腹，按之如鼓，坚而且硬。因其前次之病，中气本伤，近日之病，又因酒湿，度非加减肾气汤不可治，遂连进数服，虽无所碍，但终不见效，人皆料其必不可治。张景岳看后，细致分析其病之经过和现在病情，认为"病因本属脾肾大虚，而今兼以渗利，未免减去补力，元气不能复，病必不能退"。所以遂去掉处方中利水等药，而专用理阴煎加白术，大剂予之。

处方：熟地黄60 g，当归20 g，炙甘草6 g，干姜9 g，肉桂6 g，白术15 g。水煎服。

患者服药3剂，足胫水肿渐消。服药20余剂，腹胀尽退。

评述：对于水肿因虚所致者，张介宾主张纯用温补法治疗，而不兼渗泄。这是张介宾善用温补的实例。张介宾用药特色是善温补，强调补必兼温。他说："虚实之治，大抵实能受寒，虚能受热，所以补必兼温，泻必兼凉。"所以他临证凡扶正补虚者多温补，常用附子、肉桂、干姜、人参为温补之用。

呕 吐 案

匡掌科妇人，30余岁，病胃脘连胸胁痛，日轻夜甚，两寸关脉弦滑有力。诸医以积滞凝寒，用发散及攻下药，继用铁刷散、四磨饮等方，都没有效果[铁刷散出自《幼幼新书》，由麻黄（去根节）、炙甘草、细辛、石膏、葶苈子、青皮、杏仁等组成；四磨饮出自《兰台轨范》，由人参、槟榔、沉香、乌药四味药组成，具有行气降逆，宽胸散结的作用]。患者用药后不仅病情没有好转，反而继发呕吐，喝汤水皆吐而不纳，经月不食，痛且益甚。张景岳诊病后，用吐法，处方如下。

处方：五灵脂、没药，酒调服用。

患者服药后，药入口即吐，随吐绿痰两碗许，痛即止，遂纳饮食。

评述：本案呕吐用吐法，属中医反治法。反治法是指顺从疾病假象而治的一种治疗方法，又称为"从治"，是指采用方药的性质是顺从疾病的假象而治，如热因热用、寒因寒用、塞因塞用、通因通用。此外，还有反佐法，即在温热方药中加入少量寒凉药，或治寒证时药液采用凉服法等。通过这种反佐，使药性与病情相趋，因势利导，从而提高治疗效果。反佐法亦属反治法范畴。张介宾非常重视此法，他在《景岳全书》中专列"反佐论"，对反佐法进行了专篇论述。后世医家在应用反佐法时已将反佐法扩展到升降、收散、润燥等药物配伍方面。本案病属中医胃痛、呕吐病。证系痰聚膈上，胃气上逆。前医用铁刷散、四磨饮等方治疗。因铁刷散主要用治小儿夹惊伤寒；四磨汤主治七情伤感，上气喘息，胸膈满闷，不思饮食。药不对证，所以服药没有效果。张介宾分析本病是痰聚膈上，胃气上逆，而选用吐法，属反治。张介宾认为"此盖痰在膈上，攻下之亦不去，必得吐法而后愈"。张介宾用五灵脂、没药,酒调服用以治之。方中五灵脂是鼯鼠的粪便,味咸,有散瘀止痛的作用;没药味苦,有活血止痛的作用。酒味辛辣,性升散。辛咸苦合用有催吐的作用。通过催吐,祛除痰饮停聚,胃气得以和降,则呕吐、胃痛病愈。

三　结语

张介宾博闻多识,学验俱丰。他对《黄帝内经》的传世做出了不朽的贡献;在学术理论方面以阴阳论和命门学说为核心,在中医学阴阳的理论研究和应用研究方面取得了重大成就;在中医临床理法方药方面,总结了丰富的经验,对后世临床辨证施治产生了深远的影响。最后用张介宾自己的一句话来结束这一讲。这就是"凡诊病施治必须先别阴阳,乃为医道之纲领,阴阳无谬,治焉有差。医道虽繁,而可以一言蔽之者,曰阴阳而已"。

(袁小飞　王　新)

第 八 讲
明代"医易同源"的倡导者孙一奎

　　孙一奎(1522～1619年),字文垣,号东宿,别号生生子,安徽休宁县人。孙一奎是明代著名医家,是明初名医汪机的再传弟子,是明代温补学派代表人物之一。他融会儒、释、道三教之理,首倡"医易同源"之论,以太极之说演绎医理,提出"命门动气"等理论,在中医理论与临床方面做出了重要的贡献。

　　孙一奎生活于明代嘉靖、万历年间。他幼年聪慧,初习儒,塾师稍事点拨,即能了然昭彻大意。其父业儒,屡次应试落榜,怏怏不快而病,终日呻吟。孙一奎看清了仕途之艰辛,又见其父日夜攻读导致"体疲惫而弱益甚",常自怨无事亲之术,自此,因父病立志学医。

　　15岁(1537年),遵父命前往浙江括苍(今丽水、松阳一带)寻访伯兄经商,遇一道人,授予医术及方书,读而验之,多见奇效,便归休宁。归休宁后,禀告其父,欲舍贾而事方术,父欣然应允。于是,孙一奎攻读轩岐及诸大家医籍,儒、释、道三教经典中与医学有关的部分也无不猎及。3年寒暑无间,并从汪机弟子黟县黄龙潭学医。3年之后,孙一奎自念"索居而窥观"不若"广询而远览",为求广览医籍,提升医技,遂挟方术离乡出游,遍走湖南、江西、江苏、浙江等地,遇有所长者,即往请教,择善而从,历30余年,医术日精,为人治病,每有良效。

　　51岁(1573年),孙一奎到浙江湖州地区吴兴,为人治病多验,医名颇起。当时浙江湖州地区私人刊刻套印书籍很多,其刻套印书籍之多、技术之精、影响之大,在我国出版印刷史上占有重要位置。孙一奎积数十年之经验,参阅经史和方书,编写了《赤水玄珠》《医旨绪余》《孙文垣医案》等书。

　　78岁(1600年),身历数朝,从事医学生涯数十年,学验俱丰,理论上可"镜

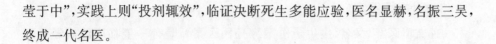

莹于中",实践上则"投剂辄效",临证决断死生多能应验,医名显赫,名振三吴,终成一代名医。

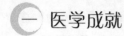

一　医学成就

(一)著书立说

孙一奎著有《赤水玄珠》《医旨绪余》《孙文垣医案》和《痘疹心印》等。

1.《赤水玄珠》

《赤水玄珠》分为三十卷,76门,597篇,是孙一奎数十年治学和临证经验的总结。卷一、卷二论述风、瘟疫、火热、暑、湿、燥、寒等主要病证;卷三、卷四论述头、腹、胁、腰等部位的病证;卷五至卷十六论述水肿、胀满、痞、吐酸、咳嗽等杂病的诊治;卷十七至卷十九论述伤寒各证诊治;卷二十至卷二十四论述妇科经、胎、产、杂病等诊治;卷二十五至卷二十八论述幼科各证诊治;卷二十九、卷三十论述外科疮痈等各证诊治。本书将每一病证"专以明证为主",注重辨析寒热、虚实、表里、气血八证,后列处方,并付诸家治例,结合自己的经验,阐述己见,条分缕析。《赤水玄珠》是孙一奎诊治特色和临床经验的集中体现,是研习孙一奎诊治经验、发掘新安医学理论的重要蓝本。

2.《医旨绪余》

《医旨绪余》分为二卷,78篇,是孙一奎一生学术思想的总结。其中上卷45篇,阐发太极、命门、相火、三焦、阴阳、五行之理;辨述易混之病名,如痢与滞下、泄与泻、噎膈与反胃等;论述咳嗽、哮喘、鼻鼽等杂病。下卷33篇,节抄《灵枢》《张氏医通》,罗太无"药戒""王好古类集五脏苦欲补泻药味""李东垣药类法象",《难经》部分内容考辨,以及治疗胁痛、腹中水块作痛、肾消等医案医话。该书以医论为主,立论宗《黄帝内经》《难经》,而参《周易》,主要以脏腑、气血、经络、腧穴推明阴阳五行之理,对命门、相火的阐述,尤为详尽。正如《郑堂读书记》评《医旨绪余》:"钩《灵》《素》之隐,察受病之因,辨症名之异同,明经络之逆顺,畅往哲已发所未尽,撷前贤缺漏所未言。简册虽约,而其远宗之正,近取之周,考核之精,谦冲之度,一集而四善具焉。"该书内容既有继承,又有创新,对后世中医基础理论有较大影响。

3.《孙文垣医案》

《孙文垣医案》又名《生生子医案》《孙氏医案》,是孙一奎临床治病经验之记录。本书共分五卷,其中《三吴治验》二卷 154 案,《新都治验》二卷 203 案,《宜兴治验》一卷 41 案,合计 398 案。其内容以行医地区和时间先后为顺序,涉及温热时疫、内科杂症、妇人胎产、幼童疾病及耳目诸疾等,体现了孙一奎一生的主要临床经验与学术成就。孙一奎医案辨证精详,立法得当,遣药合理,疗效突出,尤其在诊病时注意询问病史,分析脉证,不落常套,有着极高的临床参考价值。

(二) 理论建树

孙一奎的一生对中医学做出了突出贡献,创建了一些理论。诸如医易同源论、命门动气说、三焦相火说等,尤为详尽。他创建的理论,既有继承,又有创新;既直观,又实用,对后世中医学阴阳、命门、三焦等理论有较大的影响。

1. 医易同源论

孙一奎博览群书,尤对《素问》《灵枢》《难经》《周易》《河图》《洛书》等研究深入,主张"医易同源",赞同孙思邈"不知易者不足以言太医"之说。孙一奎常用《易经》之理来解释医理,在《医旨绪余》中设"不知'易'者不足以言太医"专篇,认为医与易虽"业有专攻",而"理无二致"。这里的理就是阴阳之道,就是医和易都要遵循的阴阳对立统一的规律。他说:"《易》理明则可以范围天地,曲成民物,通知乎昼夜;《灵》《素》《难经》明则可以节宣化机,拯理民物……故深于易者必善于医,精于医者必由通于易,术业有专攻而理无二致也。"在他的著作中,他用太极来比喻元气,认为元气就是人身之太极,所谓太极,就是《易经·系辞上传》中"易有太极,是生两仪,两仪生四象,四象生八卦"之太极。宇宙自然界是先有无极而后生太极,太极又生阴阳。太极就是阴阳未分之前的混元之气,是阴阳之根。孙一奎以太极来比喻元气,是说明元气乃是人体阴阳之本,是人体生命之本源,是生命活动之原动力。他用《易经》中太极理论来揭示生命本原,他说:"天人一致之理,不外乎阴阳五行。盖人以气化而成形者,即阴阳而言之。"他认为人体生命活动与宇宙自然界相同,都是由简单到复杂的发展变化过程。他用《易经》阴阳理论来解释病因病理,如《三吴医案》载其治臧某案:其人胸膈痞胀、饮食少,时医治以平胃、枳术、香砂不应,复以三棱、

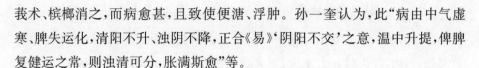

莪术、槟榔消之，而病愈甚，且致使便溏、浮肿。孙一奎认为，此"病由中气虚寒、脾失运化、清阳不升、浊阴不降，正合《易》'阴阳不交'之意，温中升提，俾脾复健运之常，则浊清可分，胀满斯愈"等。

2. 命门动气论

"命门"首见于《灵枢·根结》的"太阳根于至阴，结于命门。命门者，目也"，这里的命门是指目内眦的精明穴。自《难经·三十六难》提出"肾两者，非皆肾也，其左者为肾，右者为命门"后，命门受到了很多医家的高度重视，并对命门进行了深入的研究和阐述。历代医家对命门的部位、形态和功能争论较多，分歧较大。归纳起来主要有四：一是《难经》的右肾为命门说；二是元代滑寿的两肾俱为命门说；三是明代孙一奎的命门为肾间动气说；四是明代赵献可的两肾之间为命门说。

孙一奎在太极理论的指导下，研究阐发了命门理论，肯定了命门的存在，首倡命门动气学说。他说："夫二五之精，妙合而凝，男女未判，而先生此二肾，如豆子果实，出土时两瓣分开，而中间所生之根蒂，内含一点真气，以为生生不息之机，命曰动气，又曰原气。禀于有生之初，从无而有。此原气者，即太极之本体也。名动气者，盖动则生，亦阳之动也，此太极之用所以行也。两肾，静物也，静则化，亦阴之静也，此太极之体所以立也。动静无间，阳变阴合，而生水火木金土也。其斯命门之谓欤。"他明确提出命门在两肾之间，为肾间动气，就是命门的原气，也是人身之太极。例如，《医旨绪余·命门图说》曰："命门乃两肾中间动气，非水非火，乃造化之枢纽，阴阳之根蒂，即先天之太极。五行由此而生，脏腑以继而成。"他强调人之生命"赖此动气为生生不息之根，有是动则生，无是动则呼吸绝而物化矣"。可见，孙一奎把命门动气看成是生命之本源，人体生成之根本，比之为宇宙自然之太极。他极大丰富了中医命门学说的理论体系，强调了命门动气是生命活动之根本，为中医命门学说做出了突出的贡献。

3. 三焦相火论

三焦为六腑之一，有布散阳气、通调水道的生理功能。孙一奎宗《难经》三焦无形之说，认为三焦是指上、中、下三个部位，无具体形质，在六腑之中，独三焦无形，故称之为"外腑"或"孤腑"。孙一奎反对命门、三焦为表里，并同属相火之说，认为"命门不得为相火，三焦不与命门配"，但命门却是"三焦之原"，三焦之相火化生于命门之原气,为原气之别使。他强调人之君火属心,相火寄于包络、三焦,属于正火范围,同时强调肝、肾、命门无相火之说。孙一奎把火分为天火、人火、外火、内火、正火、贼火等,认为六气之火为天火、外火;七情所生之火为人火、内火。心包、三焦相火为正火;肝肾阴火为贼火。凡属正火都是主乎生化的原气;凡属邪火都是有害于原气的贼邪。他批评一些医者不明天火、人火,举手投足便错。他说:由于医者不明天火的定位和节序,在临证时,不参考时令节气,而滥用寒凉之剂;不明人火的定位和伦序,妄以命门阳气为相火,动辄投以滋阴降火之剂,故致使虚损患者重笃而亡。可见,孙一奎论火的目的,主要是为了说明命门非相火,而三焦、包络属相火。相火属正火,当以保护,并以此而纠正滥用寒凉而损伤命门阳气的时弊。

孙一奎之所以不强调相火偏妄,而强调贼邪之火的发生,就是提示人身之阳气与阴精具有同样重要的地位。在养生上,不仅要注意珍惜真水,而且也要注意顾护正火。在治疗火热为病时,应从六淫、七情之因细审之。邪火为患时,正火也有虚弱之时。若不察具体病情,一概偏重滋阴降火,往往会导致阳气伤损,而使后天化源不足,其结果是阴精备受邪火煎熬之苦,而又增化源不继之患,则必将精气耗竭。因而在临证用药时,孙一奎十分重视对三焦原气,即三焦相火的保护。他认为不唯纯阴苦寒之剂可伤脾胃、耗原气,而香辛散气之剂也能耗散原气。

总之,三焦相火属正火,为原气之别使。三焦相火充盈则布散阳气、通调水道的生理功能正常;反之,命门原气不足,三焦相火衰弱,则布散阳气、通调水道等功能失常,会造成上、中、下三焦之虚寒证,出现心悸、哮喘、痞满、泄泻、癃闭、遗尿、小便失禁等的变化。可见,孙一奎的三焦相火论,不仅丰富了中医学三焦学说的理论,而且拓宽了中医学辨治三焦病的方法,至今仍有效地指导着中医学辨治三焦疾病。

(三)临证诊治

孙一奎作为明代临床大家之一,学验俱丰,不仅在理论上独树一帜,而且在临床实践中也有其独到之处。他在临证中既能结合独创的理论,又能针对千变万化的临床实际进行辨证施治,制方用药妙于一心,配伍灵活相得益彰,有极其丰富的临床经验。

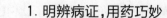

1. 明辨病证,用药巧妙

孙一奎十分强调明辨病证,认为"医难于认病,而不难于攻击调补"。他针对当时医书中病名混淆的,给予明确区分,如针对《丹溪心法》中"翻胃即膈噎,膈噎乃翻胃之渐"的噎、膈、翻胃混称一病之谬,他明确区分了噎、膈、翻胃三种疾病。他说:"饮食入于咽间,不能下噎,随即吐出"为噎;"饮食下咽,至于膈间,不能下膈,乃徐吐出"为膈;"朝食而暮吐,暮食而朝吐"为翻胃。他针对当时病证混淆的进行了明确区分,如当时把狂、谵语、郑声混为一谈,他给予了明确区分:"狂言者,大开目与人语,语所未尝见之事,即为狂言也。谵语者,合目自言,言所日用常见常行之事,即为谵语也。郑声者,声战无力,不相接续,造字出于喉中,即郑声也"等。

孙一奎在明辨病证的基础上,用药之巧妙,疗效之显著,实令人楷模。例如,他用滑石治疗血证,在《孙文垣医案》中,有血证案约 40 多例,在每个案例的用药都用了滑石,意在"逐瘀血"。再如,孙一奎临证用柴胡和紫苏以解表,用柴胡和黄连以平肝火,用黄连和枳实以泄上焦痰火,用芍药和甘草以治肝气犯胃之胃脘痛,用生芍药、熟芍药各半和用生甘草、炙甘草各半治疗肝木乘脾证,他认为生芍药伐肝,熟芍药补脾;生甘草缓肝,炙甘草养脾。孙一奎治妇人催产,用益元散 30 g,以紫苏叶煎汤作药引,意取紫苏安胎,滑石利窍催产等。可见其用药之讲究,用药之巧妙。

2. 精气同补,脾肾同治

精气同补是指治疗疾病时精与气要同补兼顾。精是构成人体和维持人体生命活动的基本物质,是生命之源,也是人体生长发育及各种功能活动的物质基础。气是构成人体的基本物质之一,是推动和调控脏腑功能活动的动力。精与气之间,精能化气、气能生精、气能摄精。孙一奎对消渴、虚损发热、咳嗽、骨痿、泄泻等疾病的治疗,常用精气同补法。例如,他治疗虚损发热,本着"损其肾者益其精",常用熟地黄、牛膝、菟丝子、肉苁蓉之类以益精;用人参、五味子之类以补气。治疗咳嗽,因房劳太过、阴虚火炎、火上而刑金,损伤真阴而致者,治疗从补真阴入手,兼以益气,达到精气同补的目的。在《孙文垣病案》中有一消渴案:患者年过五十,嗜酒纵欲,忽患下消之证,一天小便二十多次。小便清白而长,有甜味,有油光,易凝结。"脉之六部大而无力",孙一奎据其临证表现和脉象,认为患者系肾中精气不足、下元虚惫。因消渴日久,精气同虚,所以治疗采取精气同补,重用熟地黄为君,辅以鹿角胶、鹿角霜、枸杞子、怀山药、人参、附子等药,以补益肾精,鼓舞肾气,使阴得阳升而泉源不竭。从而达到精气同补,治疗消渴之目的。老年消渴不尽属热,凡因下元不足者,必大补下元,使阳气充盛,熏蒸于上,津液上承,口自不干,消渴自愈。

　　脾肾同治是指治疗疾病时脾与肾要同治兼顾。脾主运化,为后天之本;肾主藏精,为先天之本。脾主运化水液,肾为主水之脏。脾与肾相互资生,相互促进,先后天互用,共同维持人体水液的平衡。病理上亦相互影响,共同致病。孙一奎将脾与肾视为人身之本。他认为命门元气不足可致三焦之气不足,其病变涉及上、中、下三部,上为气不下纳,中为水谷不化,下为清浊不分,故可出现肿胀、喘满、痰饮、咳逆、中满、癃闭、遗尿、小便不利、失禁、消渴等病证。因此,对这些疾病的治疗多主张用温补之法,脾肾同治。例如,他说"金匮肾气丸治肾虚不能摄水,津液不降,致成痰饮、咳逆、潮热、盗汗。或以人参膏,以陈皮、生姜佐之"体现了孙一奎脾肾同治之治疗思想。

3. 内伤杂病,气血痰郁

　　孙一奎善于温补,是中医学温补学派的代表人物之一。孙一奎虽善温补,但治病又不独温补,而是依据疾病的具体情况灵活辨治。他辨治内伤杂病又多注重调畅气血,消除痰饮郁积。例如,《孙文垣医案》中"程方塘年六十四,风瘫不能步"案。患者风瘫不能步者三载,腿肉尽消,其脉弦涩有力,为湿热痰火被寒气凝滞经络所致。但翁生平好补畏攻,诸医皆务迎合,终不得瘳。孙一奎独反其道,先驱经络中凝滞,然后健脾消痰,以酒制威灵仙晒干为末,用竹茹打糊为丸,祛经络痰积,后辅以虎骨、牛膝、黄柏、丹参等活血化瘀、强筋壮骨之品,使痰消、瘀祛、络通,则气血调畅,气血渐复,治疗后步履如常。《本草汇言》谓威灵仙"其性好走,追逐风湿邪气,荡除痰涎冷积,神功特效"。又如,《孙文垣医案》中"吴九宜"案,患者每天清晨腹痛泄泻已半年之久,伴粪色青,腹膨胀,多医诊治皆认为是脾肾泄,投温补脾肾之药,配合灸关元等穴,皆不效。患者素读不少医书,自诊脉尺寸俱无,两关沉滑,甚是担忧,因有"久泄而六脉绝者不治"之说。延请孙一奎诊治,孙一奎诊断后曰:"君无忧,此中焦食积痰泄也。积胶于中,故尺寸脉隐伏不见。法当下去其积。诸公用补,谬矣!"孙一奎用丹溪保和丸 6 g,加备急丸三粒,五更服之,至上午 9 时左右泻下稠积半桶,腹部胀痛随愈。第二天六脉齐见。复诊,孙一奎改用李杲木香化滞汤调理而安。一般而言,久泄多从虚论治,前医用温补剂无效,表明本案当不属脾肾虚弱之泄泻,细观其症,粪色青,腹膨胀。证属中焦食痰积滞,脾不升清之泄,孙一奎果断用"通因通用"法,以荡积消导,而药到病除。

4. 老年疾病,虚痰瘀滞

老年之人肾之精气渐衰,气化功能渐弱,不能正常运化水谷、水湿停留则化痰湿、生水肿;气虚不能正常运行血液则生瘀血。纵观孙一奎诊治的老年病案,其审证求因多宗虚、痰、瘀立论。虚者多阳气阴血不足,尤以下元虚弱为多。例如,治舜田臧公,年将六旬,胸膈痞胀,饮食减少,大便溏泻,足踝皆肿,脉沉而濡弱,断为气虚中满,法取温补兼升提,以理中汤合补中益气汤复方加减,俾清阳升而大便可实,浊阴降则胸膈自宽,续进三十剂而安。孙一奎对老年虚证重视补气温阳,但并非一概排斥养阴补血。例如,他治噎膈亦强调重在养阴润燥,"噎膈之症,气郁居多,然亦有阴血不足者……故守真、子和、丹溪皆以火热而言,戒用刚燥,其意深矣。然用药必借滋阴润燥为主,阴血生则大便润,润则下焦开,开则气降肾司职而病寻愈矣"等。

至于老年实证,每多夹痰,兼气滞血瘀,多见痰瘀气滞证,故治疗老年实证多用化痰、祛瘀、理气之品。孙一奎认为大凡老年痰阻气滞、痰火内扰,或痰瘀互阻的咳喘、肺痈、中风、水肿、胸膈痞闷、眩晕、呕吐、脘痛、胁痛、痢疾、血淋、肢体疼痛等,多以化痰理气、活血祛瘀为法。化痰理气每用陈皮、半夏、贝母、枳实、葶苈子、白芥子、瓜蒌等;活血祛瘀多取桃仁、红花、大黄、当归、川芎、牡丹皮、没药等。例如,治姚老夫人案,年七十余,右手痛不能举上头,右手脉浮滑,左手脉平,予化痰清热,兼疏通经络之品,以二陈汤倍加威灵仙、酒黄芩、白僵蚕、秦艽,四剂而病去如脱。此老年痹证从痰瘀论治,颇具特色。若拘于"风寒湿三气杂至为痹"之说,而用祛风除湿、温经通络之法,则不但不能取得疗效,反而有伤及阴津之害。又治邵马兄,患呕吐,所出皆如烂猪肺,诊为酒后发怒,瘀血痰饮作祟,法宗消瘀血、调气化痰,予茜草根、小蓟、桃仁、当归尾祛瘀活血止血,贝母、香附、枳壳调气化痰,山栀子、桑皮、滑石、甘草兼清湿热,服药十剂而安。

老年病每多虚实夹杂,虚、痰、瘀亦往往交错为患,故治疗又当活法圆机,补虚泻实。例如,治李寅斋先生六十有三,患血淋二年不愈,每发十余日,小水艰涩难出,窍痛不可言。将发必先面热牙痛,后则血淋,未发时大便燥结,四五日一行,发则泻而不实,脉左寸短弱,关弦大,右寸与关皆滑大,两尺俱洪大。脉证合参,诊断为中焦有痰,肝经有瘀血,且其高年病久,血去已多,为虚实夹杂之候,治当祛瘀生新、提清降浊。用四物汤加杜仲、牛膝以补新血,滑石、桃仁消瘀血,枳实、贝母化痰积,山栀子仁降邪火,柴胡升提中气,二十剂而诸症渐减,再以丸剂调理而愈。

5. 脾胃疾病,痰湿论治

孙一奎临证亦重视后天脾胃,对脾胃疾病常用健运脾胃之法。如何健运脾胃? 孙一奎积累了丰富的经验。概括起来,要点有三:① 甘药益脾(胃),多用人参、黄芪、茯苓、白术等益脾(胃)之气;用天冬、麦冬、石斛等养脾(胃)之阴。② 配伍升降,常用桔梗、葛根以升清气,陈皮、枳壳、麦芽以降浊气。③ 谨防滞气,临证在补益气阴时主张加入调气之品,如陈皮、枳壳、香附等以调气,防补益气阴之药滞气。

孙一奎治疗脾胃病实证,多从痰湿论治,临证用药常采用二陈汤加减化裁,二陈汤是燥湿化痰的基础方。例如,《孙文垣医案》中"周芦汀乃眷胃脘痛"案,患者胃脘痛,手心热,呕吐不食者四日,孙一奎先投以清热止痛之没药 6 g,火暂息,痛遂止,又予总管丸防痰积再作,次日服二陈汤加枳实、姜黄、香附、山栀子、黄连化痰祛热,行气止痛,为防痰积未尽,复予总管丸 9 g 以下痰积。再如,"灵岳乃眷胃脘痛头晕如麻"案,患者"胃脘疼痛,手心热,头晕,舌麻,两太阳痛,内热而外恶寒,必厚被盖覆,得微汗乃解"。方用二陈汤燥湿化痰、理气和中乃愈。孙一奎治疗脾胃病实证多用二陈汤化裁调治。

二 现代运用

(一) 消除积滞,顺从升降

人体的各种生理功能活动都是通过升降出入来完成的,通过不断的升降出入,才保证了人体生理功能的正常运行。一旦人体脏腑组织器官的升降出入失常就会出现各种异常的病理变化,而发生疾病。因此,对疾病的治疗,升清降浊是治病用药总的纲领。历代医家对升降失常的治疗,在孙一奎之前多数医家都是通过直接调节升降,使清者上升、浊者下降,以达到调节升降失常之目的。而孙一奎则独辟蹊径,采用消除积滞,顺从升降法,以达到治疗升降失常之目的。消除积滞,顺从升降法体现在他治疗多种病症的方面。例如,他治疗因痰滞所致的升降失常的病证,主张先祛痰消积,认为只有使痰祛积消,则"清阳升,浊阴降,而气血自旺,此不补之补也"。他治痰火湿热所致的淋浊,主张先消痰火,清化湿热,疏通道路,以顺从升降;治气、血、痰郁所致的郁证,主张疏利气机、化瘀通络、消除痰积,以顺从升降,达到治疗郁证之目的等。这一消除积滞,顺从升降之法是本于中医审因论治的原则,对调节升降失常的病证具有独到的作用,至今消除积滞,顺从升降法亦常用于治疗冠心病、急慢性胃肠炎、前列腺增生症,以及尿路感染等疾病。

(二) 温补下元,慎用寒凉

元气,又名原气、真气,是生命活动的原动力。元气由肾所藏的先天精气所化生。元气根源于肾,发于肾,通过三焦循行全身,内而五脏六腑,外达肌肤腠理,无处不到。所以《难经·六十六难》曰:"三焦者,原气之别使也。"孙一奎认为元气不足可致三焦之气不足,其病变涉及上、中、下三部,会造成很多疾病发生,由于这些疾病都是因元气不足所致,所以治疗都应温补下元,即温补肾之元气。例如,治疗癃闭,孙一奎用温补下元法,使肾元恢复,正常施化,癃闭可愈。治疗泄泻,孙一奎用温肾健脾、固涩止泻法,药用山茱萸、菟丝子、人参、补骨脂、杜仲、山药、茯苓等,服下即安。治疗咳嗽,孙一奎用人参、白茯苓、紫菀、麦冬、天冬等补肾益精,使正胜邪去则咳嗽自止。治疗梦遗,孙一奎用温补下元法,他说:"肾藏精,肾衰则不能管摄,故妄行而出精不时也。鹿茸、苁蓉、菟丝子等补阳之药是也。"治疗下消,孙一奎认为当温补下元,因下元不足,无气升腾于上,故渴而多饮。因饮多,小便也多。通过大补下元,阳气充盛,熏蒸于上,口自不干等。

孙一奎临证慎用寒凉药,也是他强调阳气作用的思想体现。例如,他治疗食积酿成湿热的黄疸,主张健脾化湿,指出若用寒药下之,则"损脾土而益其疾也"。他对吐血、便血之病,主张温中止血,若纯以寒凉止血,则不仅血滞而不归经,且脾受寒凉更不能统血。他说:"当用四物理中汤加甘草煎服,中温则血自归经矣,切不可投苦寒之剂。"他临证中若遇热证,非用寒凉不可时,也要将寒凉药如黄芩、黄连等给予酒炒,以减其寒凉之性等。

孙一奎的温补下元，慎用寒凉法，至今对一些慢性病的临证施治仍有着重要的指导价值。

（三）臌胀治疗，从肾论治

肾为元阳、元气之根，是全身阳气的根本，对全身各脏腑组织器官起着温煦和推动的作用。孙一奎认为肾之阳气亏虚、下元亏损，火衰不能熏蒸中焦，运化水湿，温化水液，可致水湿停聚，形成臌胀。所以孙一奎治疗臌胀，不仅注重肝脾，更注重于肾，多以命门火衰立论。正如孙一奎在《赤水玄珠·臌胀》中曰："是肿满之疾，起于下元虚寒也。"因此，孙一奎提出"治胀满者，先宜温补下元"的治疗原则，强调只有下元火旺，才能使"湿气蒸发，胃中温暖，谷食易化，则满可宽矣，清气既升，则浊气自降，浊气降则为小便也"。他针对下元虚寒创制了壮元汤。壮元汤由人参、白术、茯苓、补骨脂、桂心、附子、干姜、砂仁、陈皮组成。壮元汤用桂枝、附子、干姜、补骨脂之辛热，以温补肾阳，温暖脾土；用人参、白术之甘温，以补益元气，健运脾土；用砂仁、陈皮、茯苓行气化湿，使气机运行，水湿运化，自无积聚之虞。全方辛温大热，走而不守，温肾健中，意在温肾壮元阳、元气，使清升浊降，肿胀可消，臌胀自除。他的这一从肾论治臌胀之法，为中医治疗臌胀开辟了一条新的治疗途径，至今对中医治疗臌胀仍有着重要的指导价值。

（四）痹证治疗，五脏论治

孙一奎治疗痹证多从五脏论治。他将痹证分为行痹、着痹、痛风、肩臂痛、虚挛痛、鹤膝风、一身尽痛等，并对每种痹证都总结了病因病机和治法方药。在《孙文垣医案》中所载治痹医案众多，蕴含着孙一奎丰富的治痹学术思想和辨证用药特色。例如，行痹多责之于脾、肾，因脾肾虚弱，腠理空虚，感邪而成，所以治疗多以温补，重用人参、黄芪，兼以活血通络；肩臂痛多责之于肺，认为是肺中有痰，流注肩臂所致，所以治疗用通气防风散、人参益肺散等，多选用归肺经的药物；虚挛痛多责之于肝，认为"挛"皆属于肝，治疗多配合芍药甘草汤，因芍药有养肝血、敛肝阴、缓急止痛的作用；痛风多责之于肝、肾，认为痛风为白虎历节风，乃湿热所致，肝肾亏虚，痛甚时先以清热止痛、祛风除湿为先，痛缓时继以补益肝肾、祛风通络善后。在《孙文垣医案》中载一痛风案，以生地黄、红花、酒黄芩、酒黄连、酒黄柏、秦艽、防风、羌活、独活、海桐皮、威灵仙、甘草，四剂而痛减大半,再加赤芍、当归、苍耳子、薏苡仁,减去独活、秦艽。又八剂痊愈。方用酒黄芩、酒黄连、酒黄柏清三焦里热;用羌活、独活、威灵仙、海桐皮、秦艽、防风以祛风除湿,通络止痛;用生地黄、当归、红花补益肝肾,活血养阴等。孙一奎治痹证特色鲜明,用药灵活,至今治疗风湿性关节炎、滑膜炎、痛风等都有借鉴者。

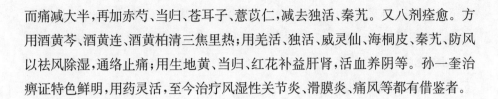 医案举隅

《孙文垣医案》中的医案用药轻灵,圆机活法,谨守病机,辨证施治,三因制宜,标本缓急,多有创新,善用温补,即使用寒凉攻下也常佐温补之品,且善用理气之品调节气机逆乱之急症,疗效显著,有着极高的临床参考价值。

妊娠腹痛案

万历甲戌,其年自仲秋徂冬,瘄子盛行。三月内,予所治男妇婴孩共七十二人,茗之望族沈最著,大中丞观颐公当考功时。幼君瘄,咳嗽不宁,声哑,发热,泄泻,斑紫不敛。予以小无比散愈之。夫人妊,腹痛昏厥者五日,名医如高、陈二公者,沈姻娅。无巨细任之亦不能措手。予至诊之,两手脉皆洪大,法当下,众荟以妊难之。予曰:经云有故无殒,亦无殒也。妊已九月,将解,即胎动奚伤?若当下不下,不独其痛难忍,而变且不可测。考功是予言而请药,予即用小承气汤加紫苏梗、砂仁,下之而安。考功偶冒风,头痛倦怠,发寒热如疟,脉弦浮而数。予曰:此小柴胡证也,一剂而愈。

评述: 本案患者,怀孕九月,腹痛昏厥五天,诊其脉两寸口脉皆洪大,证属阳明腑实,热结积滞,法当下之但前医都担心其怀有胎孕,不敢用攻药。孙一奎看后,认为此时当下若不下,恐怕不仅孕妇腹痛不能缓解,胎儿亦难以保全。《黄帝内经》曰:"有故无殒,亦无殒也。"他果断采用清热通腑、攻下热结之法,方用小承气汤加减。用大黄泻热通便,去肠胃实热积滞;用枳实行气化痰消痞,破气除满止痛;用厚朴下气宽中,消积导滞,与大黄、枳实同用,以增强清热消痞之功;佐以紫苏梗、砂仁理气安胎,数剂痛减而安。

便 血 案

大宗伯郎君董龙山公夫人,为宪副茅鹿门公女,年三十五而病便血,日二

三下，腹不痛，诸医诊治者三年不效。予诊之，左脉沉涩，右脉漏出关外，诊不应病。予窃谓，血既久下，且当益其气而升提之，以探其症。乃用补中益气汤，加阿胶、地榆、侧柏叶，服八剂，血不下者半月。彼自喜病愈也。偶因劳而血复下，因索前药。予语龙山公曰，夫人之病，必有瘀血积于经隧，前药因右脉漏关难凭，故以升提兼补兼涩者，以探虚实耳。今得病情，法当下而除其根也……故言下便能了悟。即用桃仁承气汤，加丹参、五灵脂、荷叶蒂，水煎，夜服之，五更下黑瘀血半桶，其日血竟不来，复令人索下药。予曰姑以理脾药养之，病根已动，俟五日而再下未晚也。至期复用下剂，又下黑血如前者半，继用补中益气汤、参苓白术散调理痊愈。

评述：本案患者便血三年，诸医诊治三年不效。孙一奎诊之，左脉沉涩，右脉漏出关外，久病必虚，孙一奎用补中益气汤治之。患者服八剂，便血止，且半月未便血，患者欣喜，自以为病愈，开始劳作，偶因劳累又发便血。孙一奎看后，认为患者便血非单纯气血亏虚所致，而是瘀血积于经络所致，治法当因势利导，通因通用。方药选用桃仁承气汤加减，水煎，晚上服，以安心神。患者服后，五更下黑瘀血半桶，当天血止而安。

阳明少阳合病案

蔡忠林文学内人，发热口渴，舌上燥裂，小腹痛，呕吐，药食不能入者七日，诸医之技殚奕，皆视为膈食而不可为。邀予诊，右寸脉绝不应指，关沉滑有力，左手弦数。予曰：此阳明少阳合病，邪热壅于上焦然也，非膈食，法当解散，数剂可愈，无恐。以软柴胡、石膏、半夏曲、枳实、黄芩、黄连、葛根、竹茹、人参、姜煎服，药纳而不吐，五更下黑粪数块，热痛减半。次日仍与前药，右寸脉至，是亦起粥始进。改用小柴胡加橘红、竹茹、葛根，服三帖而全安。

评述：本案患者发热口渴，舌燥裂，腹痛呕吐，药食不能入，诸医皆认为是膈食（中风、痨病、噎膈、臌胀是难治疾病），治之无功。请孙一奎诊之，依据右寸脉绝，关沉滑有力和左寸关尺弦数，诊为阳明少阳合病，由邪热壅于上焦所致，非膈食。治疗清解消散，数剂可愈。孙一奎以小柴胡加石膏汤加减化裁，以和解少阳，清泄阳明，清解上焦积热。患者服药一剂，热痛减半，病情明显好转。继以原方服用一剂，右寸脉出，开始喝粥进食。后改用小柴胡加橘红、竹茹、葛根，服用三剂而愈。

奇痰症案

马迪庵先生内人,原以饮食过伤,又为风寒外袭,医以内伤外感治之后,复至五更发热,唇燥,胸中冲跳不已,手足皆冷,脉两寸俱滑数。予谓此奇痰症也。以小陷胸汤加白芍药、莱菔子、前胡、酒芩二剂,次早大便行,下蛔虫八条,胸中即不冲跳,但觉力怯。再诊之,两寸减半,尺脉稍起。以二陈汤加白术、白芍药、酒黄芩调理,后四帖加当归而痊愈。

评述: 本案患者,前医诊断为饮食内伤,外感风寒,依据诊断随证治之,不仅无效,反而又增五更发热,口唇干燥,胸中悸动不安,手足厥逆,脉两寸俱滑数。孙一奎看后,诊之为奇痰症。方用小陷胸汤加减治之。患者服药二剂,第二天早上解下大便,排出蛔虫八条,胸中悸动不安消退,但患者肢体乏力,此乃痰湿内蕴,气血不足所致,用二陈汤加白术、白芍、当归、酒黄芩以燥湿化痰,益气健脾,清热养血。服药几剂而愈。

三 结语

综上所述,孙一奎笃学勤奋,深研经典,寻师游学,博学勤访。他融会儒、释、道三教之理,首倡"医易同源"之论,以太极之说演绎医理,提出"命门动气""三焦相火"等理论,在后世阴阳、命门、三焦等中医学理论方面做出了重要的贡献。他精于临床,勤于实践,学验俱丰,名噪当时,堪称是善于辨证论治的临床大家。

(于国俊)

第 九 讲
清代温病学派奠基人叶桂

　　叶桂,字天士,号香岩,别号南阳先生,世居上津桥畔,晚年自称"上津老人",生于清代康熙五年(公元 1666 年),卒于乾隆十年(公元 1745 年),享年 80 岁。江苏吴县(今苏州市)人。他是清代著名医家,也是中国医学史上具有巨大贡献的伟大医家。他是温病学派的奠基人,又是对儿科、妇科、内科、外科、五官科,以及针灸无所不精、贡献颇大的医学大师。史书称其当时"名满天下,为众医之冠"。民间称其"天医星下凡"。后人称其为"仲景、元化一流人也"。他可谓中医史上医名最著者之一。

　　叶桂出身于中医世家,祖父叶时(字紫帆),是吴中名医,尤精儿科。其父叶朝宋(字阳生),亦是名医,精于医术。

　　叶桂自幼天资聪慧,记忆力极强,读书过目不忘,颇得其父喜欢,他白天学习经书,晚上随父攻读岐黄之学,"自《素问》《难经》及汉唐宋名家所著书,靡不旁收博览"(《类证普济本事方释义》序)。《中医大辞典》评:"叶氏自幼继承家学,并通诗文辞赋、经史子集,尤究心于医术,博览医书。"

　　14 岁时,叶桂的父亲去世,幼孤失养。为了生活,叶桂开始行走江湖,一面应诊看病,一面跟随他父亲的门生朱某学习,尽得其传,年少而有名。他虚心好学,除继承家学外,闻有人治病有专长,即前往拜访求教。他六年间先后拜访求教过的先生就有十七人之多。正如《新世说》评:"自年十二至十八,凡更十七师。"《中医大辞典》记载他"先后拜师十余人,临证经验丰富"。

　　30 岁始,叶桂之医名已"名著朝野",如《沈归愚文集・叶香岩传》曰:"君察脉,望色,听声,写形,言病之所在,如见五脏症结,以是名著朝野。下至贩夫、竖子,远至邻省外府,无不知有叶桂先生,由其实至名归也。"叶桂师傅众多,徒弟也多。名师出高徒,叶桂培养了不少济世救人的名医,在其徒弟中顾景文、华岫云最为出名。后人私淑叶桂者就更多,如吴瑭、王士雄、章楠等都私淑于叶桂。《清史稿》评:"桂神悟绝人,贯彻古今医术……大江南北,言医辄以桂为宗,百余年来,私淑者众。最著者,吴瑭、章楠、王士雄。"

80岁时,叶桂自知寿限已尽,告诫他的儿子曰:"医可为而不可为,必天资敏悟,又读万卷书,而后可借术济世,不然少有不杀人者,是以药饵为刀刃也。吾死,子孙慎无轻言医。"至此,这位光芒四射的"医痴"卒于乾隆十年,享年80岁。

"痴"通常是贬义的,但用在这位医家这里则非贬义。叶桂被称为"医痴",是说他对医生这个职业非常执着,叶桂"除了医道,其他的事情一窍不通"。在2008年的电影《医痴叶天士》中介绍了三个例子。

1. 给乞丐看病

有一乞丐患痿证,在路上乞讨。叶桂出诊回来正好碰见。乞丐向他乞讨,他看到乞丐身体瘦弱,少气无力,实在可怜,就慷慨拿出一些银两交于乞丐。然后对乞丐说:"我是医生,我可以为你治病。"乞丐感激万分,请他治病。他说:"我治病是要收诊金的,谁也不例外,当然我从来不少收,也从来不多取。"乞丐说:"我要有钱还会在街上乞讨?"叶桂说:"把我刚才给你的银两拿出一点给我就行了。"乞丐一听,恍然大悟,拿出一点银两交给叶桂。叶桂看了乞丐的病情,给以针刺治疗,当下乞丐就站起来,活动自如,乞丐高兴万分,马上跪下继续向他行乞,声泪俱下,这一次不是为自己,而是为乞丐的母亲。乞丐的母亲也是患痿证,比乞丐更重。他一听,不顾自己的饥饿、不顾乞丐付不起诊金和药费,随乞丐而去。

2. 给土匪首领看病

当地的土匪首领被仇人毒箭射伤,危在旦夕,把叶桂请去。叶桂带了大弟子过去。一看土匪首领高烧、昏迷、毒箭伤处流脓。叶桂看了许久还是判断不清箭毒是什么毒。由于不知什么毒,无法用药。这时,他不顾自己可能会中毒、不顾自己的生命安危,趴在患者身上吸了脓血毒液,然后施治。土匪首领才转危为安,病情恢复。因这救命之恩,土匪给他很多金银珠宝,他据之不要。土匪在他回去后,就偷偷地把金银珠宝的谢礼放在他家门前。他知道后,亲自把金银珠宝送至官府,官府官员一听是土匪送的,当即把金银珠宝收走,判他通匪罪打入刑牢。

3. 给乾隆皇帝看病

乾隆皇帝一次南巡患了疟疾,高烧不退,太医们束手无策。请叶桂去看病。叶桂用了犀牛角(现用水牛角代替)、墨汁退烧,又用了青蒿取汁服用,很快把乾隆皇帝的疟疾治好了。乾隆皇帝很是高兴,就赐给他万贯钱财。可是他拒之不纳,跪下叩拜说:"学生治病只收诊金,从不收谢礼!"乾隆皇帝没有生气,感慨地说:"敢在朕面前自称学生的只有你一人;敢拒绝朕的赏赐的也只有你一人(这在封建社会都是死罪)。那你就准备准备,到京城太医院当太医吧!"叶桂仍未答应,他再次跪拜说:"不敢不敢,学生在乡野已习惯,不适合当太医。"

从这三个例子来看,叶桂是有些过于固执,不过这些固执也源于他对事业的执着。据说叶桂的一生"一辈子只读医学书和圣贤书""一辈子生活和工作除了医道,其他事情都不学,其他事情都不做,所以其他事情也一窍不通"。也就是有了这些执着,才成就了叶桂成为医术高超、名著朝野的全科医学大家。

一 医学成就

(一) 医术精湛,救人无数

叶桂从十四岁父亲去世后就开始一边应诊看病,一边学习提高。三十岁左右就门庭若市,患者众多,颇负盛名,被人们推为医学家,名著朝野。上自达官显贵,下迄平民百姓,鲜有不知叶桂之名者。他就这样忙于患者,忙于学习,几十年如一日。勤勤恳恳,精研医术,孜孜不倦,谦逊向贤,博览群书,虚怀若谷,轻财好施,不慕荣华,一心只为患者,一生只忙于诊务、忙于学习。忙到没有时间阅读除医书和圣贤书之外的书籍!忙到生活上除了看病、学习,其他一窍不通!忙到没有时间著书立说!忙到成为"医痴"!后人对叶桂医术的总结是"诊疾深明病源;立方不拘成法;投药每有奇效;治疗常多变通"。史书盛赞其高超的医术独一无二。这些赞誉都是建立在他医术精湛,救人无数的基础上。正如《清史稿》评说:"其治病多奇中,于疑难证,或就其平日嗜好而得救法;或他医之方,略与变通服法;或竟不与药,而使居处饮食消息之;或于无病时预知其病；或预断数十年后，皆验。"《中国历代名医名术·叶桂·今鉴》："叶氏髫龄学医，直至白头圭匕，造诣精深，医术高超。"《中国医籍提要》评："叶氏辨证、立法、处方、选药配伍，十分纯熟，随手拈来每能切中病情，往往以平凡的药物而获奇功。"

（二）奠基温病，创立新说

叶桂奠基温病、创立新说主要成就有以下四个方面。

1. 最早发现并制订了烂喉丹痧的诊治大法

烂喉丹痧，西医称为猩红热。猩红热是由乙型溶血性链球菌感染所引起的一种急性传染病，其临床特征为发热、咽峡炎、全身弥漫性鲜红色皮疹和疹退后明显的脱屑。少数患者患病后由于变态反应而出现心、肾、关节的损害。由于本病易在咽喉部位出现红肿溃烂，故中医称之为"烂喉痧"或"烂喉丹痧"。本病一年四季都有发生，但以冬春季节最为多见，且以学龄儿童发病为多。在中医文献中关于本病较明确的记载始见于清代叶桂的医案。叶桂在《临证指南医案·疫》中详细描述了烂喉丹痧的临床特点，并制订了治疗大法："疫疠秽邪，从口鼻吸受，分布三焦，弥漫神识，不是风寒客邪，亦非停滞里症，故发散消导，即犯劫津之戒，与伤寒六经大不相同。今喉痛丹疹，舌如朱，神躁暮昏，上受秽邪，逆走膻中，当清血络，以防结闭。然必大用解毒，以驱其秽，必九日外不致昏愦，冀其邪去正复。"

2. 区分了伤寒与温病

《素问·热论》中记载"今夫热病者，皆伤寒之类也"。在清代以前，中医论治热病大都采用张仲景《伤寒论》的辨治方法。张仲景开创了六经辨证理论体系，也是中医辨证论治诊疗方法的奠基人。而叶桂则将伤寒温病区分开来，首次阐明温病的病因、感受途径和传变规律，明确提出"温邪"是导致温病的主因，突破了"伏寒化温"的传统认识，并提出温邪的感受途径是"上受"，即从口鼻而入，发病初起的病变部位以肺为主。这从根本上划清了温病与伤寒的区别：病因不同，感邪传变途径不同，证候表现不同，从而治疗方法也完全不同。具体来说：伤寒感受的是寒邪，温病感受的是温邪；伤寒邪气从肌表而入，温病邪气从口鼻而入；初起病变部位，伤寒以表寒为主，温病以肺卫为主；在传变上，伤寒初见表寒证，然后化热入里形成里热证，后期又易转为虚寒证，而温病初见肺卫证,热变迅速,顺传气分,也可逆传心包,继而入营入血,各阶段都最易伤阴;在治疗上,伤寒初起应辛温解表,温病初起应辛凉透热等。例如,章楠《医门棒喝》云:"邪之寒热不同,治法迥异,岂可混哉！二千年来,纷纷议论,不能辨析明白。近世叶天士始辨其源流,明其变化,不独为后学指南,而实补仲景之残缺,厥功大矣！"

3. 创立了卫气营血辨证纲领

《温热论》曰:"大凡看法,卫之后方言气,营之后方言血。在卫汗之可也,到气才可清气,入营犹可透热转气……入血就恐耗血动血,直须凉血散血。"叶桂把温热病的传变规律归纳为卫、气、营、血四个阶段:"卫之后方言气,营之后方言血",并依此总结确定了治疗大法,即"在卫汗之可也,到气才可清气,入营犹可透热转气……入血就恐耗血动血,直须凉血散血"。这短短的 46 个字把温病的传变次第及治疗大法概括得至清至明。

4. 初定三焦辨证雏形

三焦辨证通常说是吴瑭所创,实际上是本于叶桂,而叶桂发端于刘河间。他在《临证指南医案·杨案》中曰:"故仲景伤寒先分六经,河间温热须究三焦。"在此基础上,叶桂进一步分析了温邪致病的病机,确立了三焦分治的用药原则和方法。正如《临证指南医案·徐案》曰:"大凡六气伤人,因人而化,阴虚者火旺,邪归营分为多。阳虚者湿胜,邪伤气分者为多。一则耐清,一则耐温,藏性之阴阳,从此可知也。于是在上者以辛凉微苦,如竹叶、连翘、杏仁、薄荷;在中者以苦辛宣通,如半夏泻心之类;在下者以温行寒,如桂苓甘露饮之类,此皆治三焦之大意也。"《幼科要略》曰:"温热时邪,当分三焦投药,以苦辛寒为主。""上焦药用辛凉,中焦药用苦辛寒,下焦药用咸寒。"等。

(三) 奇经辨治,填补空白

奇经八脉,始见于《黄帝内经》,是指别道奇行的督脉、任脉、冲脉、带脉、阴跷脉、阳跷脉、阴维脉和阳维脉。《黄帝内经》中记载了奇经八脉的主要病候。《难经》将十二正经比喻为江河,奇经八脉比喻为湖泊,概括了两者的形象与相互关系。后世也有一些医家研究奇经,如滑寿的《十二经发挥》、李时珍的《奇经八脉考》等,但都是阐发奇经八脉的生理、病理和病候,很少有辨治。叶桂独具慧眼,在继承前人的基础上,很有创见地开辟了奇经八脉的辨证论治法则。

他认为奇经为病,虚证居多。奇经虚证多由脾胃、肝肾阴血精气受损,精血不能敷布所致。治疗主张以血肉有情之品填补,以壮奇经,药用鹿茸、鹿角胶、龟板、鳖甲、阿胶、人乳、紫河车等,且强调在此基础上配合以"通"。形成以补为主、以通为用的治疗奇经大法。他强调无论补虚治实,均需采用"通因"一法。所谓"通因"法,是指流通气血、疏行脉络之法,多选用川楝子、香附、郁金、乌药、延胡索等药。例如,《临证指南医案》曰:"医当分经别络,肝肾下病,必流连及奇经八脉,不知此旨,宜乎无功。""医不知脉络治法,所谓愈究愈穷""参、芪、术、附不能固阳以益其虚,归、桂、地、芍无能养营以却邪矣。""刚如桂、附;柔如地味,皆非奇经治法。""鹿茸自督脉以煦提,非比姜、附但走气分刚暴,驱邪益虚却在营分。""柔阴者如阿胶、龟板;多血肉之品,不比萸味之酸。"

(四)内伤杂病,独具匠心

叶桂临床治病除精于家传儿科、创立温病新法等之外,在内伤杂病方面,也有许多独到的见解和方法。

1. 创立了胃阴学说

金元之后,医家都认为重视脾胃者莫过于李杲。因为李杲编著了《脾胃论》,对后世影响很大。然而叶桂却认为李杲的脾胃论有很大的缺陷。他的缺陷就是详于脾而略于胃(详于治脾,略于治胃;详于升脾,略于降胃;详于温补,略于清滋)。而实际上"胃为阳明之土,非阴柔不肯协和",所以叶桂主张养胃阴,创立了胃阴学说。自叶桂之后,才真正弥补了李杲脾胃学说之不足,才使中医学脾胃学说完善起来。叶桂认为脾胃之脏腑阴阳属性决定了脾胃生理特点的差异,即"纳食主胃,运化主脾。脾宜升则健,胃宜降则和""太阴湿土,得阳始运;阳明燥土,得阴自安""脾喜刚燥,胃喜柔润",因此,创立了以柔润之剂通降阳明的养胃阴之法。例如,《临证指南医案》曰:"所谓胃宜降则和者,非用辛开苦降,亦非苦寒下夺,以损胃气。不过甘平或甘凉濡润以养胃阴,则津液来复,使之通降而已。"华岫云在《临证指南医案·脾胃门》曰:"盖东垣之法,不过详于治脾而略于治胃耳。乃后人宗其意者,凡著书立说,竟将脾胃总论,即以治脾胃药,笼统治胃,举世皆然。今观叶氏之书,始知脾胃当分治而论。"

2. 创立了久病入络说

"络"指络脉,是经脉的分支,纵横交错地分布,犹如网络一样遍布全身。经络具有沟通表里、运行气血、抗御外邪,以及感应传导等作用。当人体发生病变时,经络也是病邪出入、疾病传变和反映病情的通道。《临证指南医案》曰:"初病气结在经,久则血伤入络""初病湿热在经,久则瘀热入血""其初在经在气,其久在络在血""络病五脏六腑皆有""络虚则痛""积伤入络,气血皆瘀,则流行失司,所谓痛者不通也""通络方法,每取虫蚁迅速飞走诸灵,俾飞者升,走者降,血无凝滞,气可宣通""通血脉,攻坚垒,佐以辛香行气,是络病大旨。"这是叶桂提出的久病入络的著名论点。久病入络是指某些慢性疾病迁延日久,病邪深入,血络受病。一般而言,疾病传变的一般规律是由气及血,由经至络。邪气一旦入络,就会形成"瘀",即络脉瘀阻,形成络病。对络病的治疗,叶桂制订了"通补最宜""柔剂通药""通络缓攻"等的原则,并据此制订了络病的治疗大法:"通血脉,攻坚垒,佐以辛香行气,是络病大旨。"所谓通血脉,攻坚垒是选用虫类走窜的药物以通利血脉,如水蛭、虻虫、土鳖虫、露蜂房、鳖甲、地龙、全蝎、蜣螂等,而不宜选用草本类的化瘀通络药,因为其药力轻,难以胜任通络之效果,佐以辛香行气之药也是治疗络病所不可或缺的。攻坚通脉之剂,"非辛香无以入络"。只有辛香之品,宣通气机,才能将虫类走窜药领入络中发挥通血脉、攻坚垒的作用。因此,在运用虫类药化瘀通络时,要佐以辛香行气药,如小茴香、青皮、陈皮、金铃子、延胡索等。

3. 创立了理虚大法

《临证指南医案》记载"只要精气复得一分,便减一分病象""饮食增而津血旺,以致充血生精而复其真元之不足""凡之气有伤,当予甘药""胃为卫之本,脾乃营之源,建立中气即所以调其营卫""理阳气当推建中,顾阴液须投复脉""血肉有情,皆充养身中形质""劳损之症,急宜静养""安谷精生"等论述。在叶桂《临证指南医案》中虚损劳的案例很多,治疗方法也多种多样,但若归纳起来则主要有两法,即"甘药补中""血肉填精",也就是补益先后二天,即补益脾肾。补益脾肾就是叶桂创立的理虚大法。

"甘药补中":指用甘温和甘凉药以培补中土治疗虚损的疾病。脾胃位居中焦,共为"后天之本",为"气血生化之源"。叶桂认为久病虚损无论上损及下,或下损及上,均宜调养脾胃。调养脾胃重在恢复胃气"饮食增而津血旺,以致充血生精而复其真元之不足"。他主张凡脾损阳伤者,当以甘温补中,用建中汤、四君子汤、五味异功散、参苓白术散、补中益气汤等;凡胃损液亏者,当以甘凉补中,用麦门冬汤、复脉汤等。

"血肉填精":指用血肉有情之药物以补益肾精治疗虚损的疾病。肾为先天之本,受五脏六腑之精而藏之。肾主一身之阴阳,五脏之伤,穷必及肾。因此,叶桂在治疗虚损疾病时非常重视肾精。阳虚者以鹿茸为主,佐以菟丝子、枸杞子、肉苁蓉、当归等;阴虚者以龟板为主,佐以生地黄、熟地黄、天冬、麦冬、女贞子等。同时用紫河车、龟板胶、鹿角胶以增强填补精血之力。若肾精外泄、精微漏出、肾精不藏者,在补肾的基础上,加芡实、山药、莲子肉、五味子等敛补之品。同时强调阳虚证不可用肉桂、附子之类辛热雄烈的药物,因为其刚燥之性容易劫伤阴精;而阴虚证不可用知母、黄柏之属,因其过于沉寒,易致寒凝其经,不达病所。

二 现代运用

叶桂的一生,学术成就巨大,对中医学的发展产生了重大影响。

(一) 奠基温病,推动中医学术发展

叶桂阐明了温病的病因病机、感邪途径、诊断方法、辨证纲领、防治方法、判断预后,以及温病与伤寒的区别;建立了中医温热病的发生发展及辨治纲领;丰富了中医学对外感温热病的辨证内容;开创了中医外感热病的新局面;推动了中医学术的发展,为中医温病的建立做出了巨大贡献。尤其是近些年运用温病学的方法治疗流行性乙型脑炎、肺炎、细菌性痢疾、钩端螺旋体病、出血热,以及败血症等多种急性传染病和急性感染性疾病,取得了较好的疗效。

(二) 区别六经,创立卫气营血辨证

在清代之前,中医对外感疾病的辨治都遵循张仲景的"六经辨证"方法。叶桂创立了卫气营血辨证,丰富了中医对外感疾病的辨证方法,将中医一千多年来以"六经辨证"为主的外感病辨证方法发展为六经辨证辨伤寒、卫气营血

辨证辨温病的辨证论治大法。叶桂在长期临床实践中,发现温病的整个发生发展过程与伤寒不同,具有自身的规律性,即卫气营血。叶桂用卫、气、营、血四个字概括了温热疾病的发病、传变、病机理论及治疗大法。从此,才有了卫气营血的温病辨证施治体系。而这一辨治纲领至今仍是研究温病学的核心内容,是指导中医对温病辨治的纲领,时至今日中医防治急性传染病和急性感染性疾病仍在广泛应用。

(三)慢病辨治,创立久病入络学说

久病入络是叶桂医疗学术的一大特色。叶桂在《黄帝内经》"经络皆统血"的理论基础上,认为凡久治不愈的慢性病、慢性痛证,多因气病及血、络脉瘀阻所致,所以叶桂反复强调"久病入血络""久病血瘀"等观点。因此,对络病的治疗,叶桂强调以"通"为要。他认为络病有络虚、络实、络寒、络热等不同,但治疗络病无论虚实寒热,用药皆宜辛润、辛温、辛香,以及虫类以疏通,补应通补、攻要缓攻。同时,他依据中药"辛能行、能散",可以疏通痹阻之络脉的理论,提出了"络以辛为泄"的著名观点。他的这些久病入络观点和络病的治疗方法,至今仍广泛用于慢性痛证、冠心病、脑血管后遗症、痛风、肝硬化、慢性肾炎、慢性肾衰竭,以及肿瘤等疾病的治疗中。

(四)脾胃证治,创立胃阴学说

叶桂根据"太阴湿土,得阳始运;阳明燥土,得阴自安"的脾胃生理特性,总结出"脾喜刚燥,胃喜柔润",制订出"甘凉濡润""酸甘济阴""清养胃阴"等养胃阴法。叶桂滋养胃阴主张用沙参、麦冬、玉竹、白芍、茯苓、甘草等药,这些药滋阴而不腻滞碍胃,优于熟地黄、五味子之属。从此他创立了中医胃阴学说,倡导保护胃阴,弥补了李杲脾胃学说中详脾略胃之不足,才使中医学脾胃学说完善起来。至今,他的胃阴学说仍有效地指导着临床实践。滋养胃阴法对慢性胃炎、胃肠神经症、消化不良、肿瘤放化疗后、2型糖尿病、尿崩症、感染性疾病恢复期等疾病属胃阴虚弱证者的治疗,仍在广泛运用。

(五)用药轻灵,突出轻可去实学术

用药轻灵是叶桂临证处方的一大特色。所谓"轻"是指其处方药味少,用

量轻,以轻清宣透、轻可去实;"灵"是指其处方师古不泥、灵活变通。例如,叶桂在温病治疗方面,注重选用轻透之品透邪外出:卫分初期用辛凉轻剂;热入气分,"犹可清热透表";热入营分,"入营犹可透热转气"。在内科杂病治疗方面,他师古而不泥古,用药灵活而有法度。例如,《临证指南医案》木乘土门徐氏案:用药仅六味(人参、姜汁半夏、茯苓、淡附子、白粳米、木瓜),方后注:"胃虚益气而用人参,非半夏之辛、茯苓之淡,非通剂矣。少少用附子以理胃阳,得通补两和阴阳之义。木瓜之酸,求胃汁以制肝,兼和附子之刚愎,此大半夏与附子粳米汤合方。"在《临证指南医案》中有较多地使用轻灵方子治愈疑难、重症的案例。总之,他的处方药味精简,大多是 6～8 味;每味药的用量较轻,大多在 3～10 g;且善用经方,并善于灵活加减化裁。正如《中国历代名医名术·叶桂·今鉴》:"在医学理论尤其是临床实践方面,能博采众长,师古而不泥古。在理论上,能融化古人,独创新见。在立法遣药上,又能变通前人成法,自出机杼,从而自成一家。""叶氏治病辨证细致,善于抓住主症的特点,立法处方熨帖、中肯,用药灵活而有法度。"这一用药特色为后世诸多医家所赞赏效仿,时至今日,仍有较多医家处方用药轻灵,用以治疗急性传染病、内科杂病,以及儿科、妇科等疾病。

附 医案举隅

《临证指南医案》记载了叶桂宝贵的临床第一手资料,是挖掘方药新用的宝库。但是若将《临证指南医案》与现代医案相比,则显得《临证指南医案》文多简略,大多有头无尾,四诊不全,说理不详,使人阅后不知所终。因此,其医案的理法方药难以一线贯穿,而需要整理对照其方药之规律,方能找出其理法方药的辨治经验,找出病机与治法的关系。所以,学习《临证指南医案》重点应放在方药的配伍及加减应用方面。下面举四则案例。

呕 吐 案

一男子,壮年形伟,脉小濡,恶闻秽气,食入呕哕。叶天士诊病后,认为缘阳气微弱,浊阴类聚,口鼻受污浊异气,先入募原。募原是胃络分布,上逆而为呕吐。治疗先以芳香辟秽,燥湿理气;继以温中通阳。

处方1：藿香、草果、公丁香、茯苓、浓厚朴、砂仁壳、广陈皮、荜茇。

评述：本方以藿香化浊止呕，砂仁壳、草果芳香化湿降气，浓厚朴、广陈皮燥湿理气消胀，茯苓健脾渗湿。公丁香温中止呕，荜茇散寒止痛。这些药物均有温中化湿理气的作用，而藿香、草果以化浊辟秽止呕见长，草果燥烈尤甚，又可以消果积化寒湿痰饮。砂仁壳则性情较为温和，虽然可以燥湿但不辛烈耗气，功可降气而直入于肾故可安胎。茯苓甘淡，长于利水渗湿。公丁香长于降气，故以止呕止呃为优。荜茇为未成熟的果实，蓄势待发，故其疏泄理气之力尤强，临床应用以止痛为选。

患者服用处方1后，恶闻秽气、食入呕哕等湿浊中阻之症缓解，改以治本，本证为中阳虚弱致寒湿浊邪中阻，故治以温中通阳为法。

处方2：人参、茯苓、益智仁、胡芦巴、煨木香、煨姜。

评述：本方用人参、煨姜、茯苓以温中通阳；用益智仁、胡芦巴以温肾暖中；用煨木香以理气消食。诸药合用共奏温中通阳、温化浊阴之功。叶桂喜欢用益智仁，主要取其温阳固精而又有通降之力。所以除用于肾虚不固之遗精、遗尿外，也常与砂仁配伍治疗脾胃疾病。

肿 胀 案

朱某，初因面肿，二便皆少。前医用桂附不应，即予导滞未果。小便不畅，溺短混浊，时或点滴，全身肿胀，舌绛口渴。叶天士诊病后，处方如下。

处方：飞滑石5g，大杏仁（去皮尖）10粒，生薏苡仁9g，白通草3g，鲜枇杷叶（去毛）9g，茯苓皮9g，淡豆豉5g，黑山栀壳3g。急火煎五分服。

病机分析：邪干阳位，气壅不通，三焦壅塞，水湿停留；湿热布散三焦，阻遏阳气，气不化水，水湿停留。病机都与气壅不通、水湿停留有关，故见肢体肿胀。

评述：方用大杏仁、鲜枇杷叶宣通上焦；生薏苡仁、茯苓皮利水健脾，偏走中焦；飞滑石、白通草清热利水，清利下焦；淡豆豉、黑山栀壳清泄三焦之湿热。此方适宜于肾病肿胀因于湿热壅塞三焦所致者。此方之妙在于杏仁与枇杷、山栀与豆豉二组药物，大杏仁、鲜枇杷叶，微苦微辛，入肺理气，辛者能开、苦者能降，则肺气之壅塞者得以宣通，清肃之令行，三焦水道便畅通无阻；黑山栀壳善泄郁热，淡豆豉和中化浊，两者合用，可以"宣其陈腐郁结"，加上茯苓皮、生薏苡仁、飞滑石、白通草诸药，淡渗而凉。于是气化湿除，溺畅肿消矣。且诸药性质和平，不比发汗峻剂易损上焦之阳，泻下峻剂易损中焦之气，利尿峻剂易耗下焦之阴，故虽久服亦无妨。

阳痿案二则

徐某，30岁，脉小数涩，上热火升，喜食辛酸爽口。上年因精滑阳痿，用补肾壮阳药未效。此乃焦劳思虑郁伤，当从少阳以调畅气血。药用柴胡、薄荷、牡丹皮、郁金、山栀子、神曲、广陈皮、茯苓、生姜。

仲某，28岁，三旬以内而阳事不举，此先天禀弱，心气不主下交于肾，非如老年阳衰，例进温热之药。填充髓海，交合心肾宜之。药用熟地黄、雄羊肾、枸杞子、补骨脂、黄芪、远志、茯苓、胡桃、青盐，以及鹿筋胶丸。

评述：华岫云按：男子以八为数，年逾六旬，而阳事痿者，理所当然也。若此犹能生育者，此先天禀厚，所谓阳常有余也。若夫少壮及中年患此，则有色欲伤及肝肾而致者，先生立法，非峻补真元不可。盖因阳气既伤，真阴必损，若纯乎刚热燥涩之补，必有偏胜之害，每兼血肉温润之品缓调之。亦有因恐惧而得者，盖恐则伤肾，恐则气下，治宜固肾，稍佐升阳。有因思虑烦劳而成者，则心脾肾兼治。有郁损生阳者，必从胆治。盖经云：凡十一脏皆取决于胆。又云：少阳为枢。若得胆气展舒，何郁之有？更有湿热为患者，宗筋必弛纵而不坚举，治用苦味坚阴，淡渗去湿，湿去热清，而病退矣。又有阳明虚则宗筋纵，盖胃为水谷之海，纳食不旺，精气必虚，况男子外肾，其名为势，若谷气不充，欲求其势之雄壮坚举，不亦难乎？治惟有通补阳明而已。

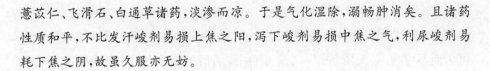

三 结语

叶桂是一位医术高超，名著朝野的全科医学大家。他的学术成就不仅奠基了中医温病学，而且揭示了温病的传变规律，确立了温病不同阶段的治疗大法，成为温病学派最为重要的代表医家。他还是辨治杂病的大师，在杂病辨治的许多方面创立了新说。本书介绍了他创立胃阴学说、创立久病入络学说、创立理虚大法，以及开辟了奇经八脉的辨证论治法则等学术成就。叶桂对中医学术的继承和发展做出了巨大贡献。他的学术成就表明，中医学术的发展，必须以临床为依托,必须理论联系实践,必须继承与创新并举。这才是成为中医大家的重要基础。用叶桂告诫奕章、龙章的一段话作为这一讲的结束语:"医可为而不可为,必天资敏悟,又读万卷书,而后可借术济世,不然少有不杀人者,是以药饵为刀刃也。吾死,子孙慎无轻言医。"

（郭泉滢　冯惠娟）

第 十 讲
清代医学教育家陈念祖

陈念祖,字修园,又字良友,号慎修,福建长乐县(古称吴航)溪湄村人,是清代杰出的医学理论家、医学教育家,也是医术精湛的临床医家。他的医学教育思路和方法是中医教育史上的宝贵财富,对中医教育的普及和发展起到了巨大的推动作用。

陈念祖生于乾隆十八年(1753年),幼年丧父,家徒四壁,由祖父陈居廊(字天弼,博学通医)抚养长大,且跟随其习文学医。陈念祖自幼天资聪颖,勤学不倦,七岁时,日背诵《三字经》不遗,出口皆成韵语。十四岁读完四书五经,并兼修医学,能辨别药性。十九岁时中秀才。二十岁已学有所成,以祖传之医学,研究之心得,于乡里医治村民,造福乡邻。

34岁(1787年),就读于福州鳌峰书院。攻读经史之余,还钻研医学,专心研究古代医学经典,颇有心得。次年,肄业于福州鳌峰书院。

39岁(1792年),中举,为壬子科举人;40岁会试考进士,未中,留于京城,恰遇光禄寺卿尹云林(朝栋)中风昏迷,十多日未进食,且手足皆瘫,京城群医束手无策,陈念祖再剂而愈,自此名誉京城,求医者众,络绎不绝。

41岁(1794年),治愈军机大臣和珅足痿病,和珅爱其才,令入其门下,且允以太医院高职,但陈念祖不愿,故以病为由,返乡。

43岁(1796年),在长乐吴航书院讲学,授课四书五经并教授《灵枢》《素问》,编写了《伤寒论浅注》。

45岁,前往泉州清源书院讲学,并向当地名医蔡宗玉先生(号茗庄,著有《医书汇参辑成》)学习。

48岁(1801年),遇朝廷大挑,委派到直隶保阳(今河北省保定市),适逢夏季大水,瘟疾流行,陈念祖奉旨勘灾,发现死亡原因多因误治,于是依照证型不同,自制出三种不同药丸,令患者对证服药,又取有效时方108首,用浅显韵语编成《时方歌括》,教当地医家按法医治,活人无数。

49岁(1802年),因母亲病重,辞官回乡,不久母亲病故,在家服孝数年。在这期间一面为当地乡亲治病,一面著书立说,编写出版《景岳新方砭》《神农本草经读》《时方妙用》和《医学三字经》等书。

55岁(1808年),应召赴保阳补缺,编写出版《长沙方歌括》。

58岁(1811年),转赴磁州任知县,编写出版《金匮方歌括》。

61岁(1814年),任直隶广平府威县知县。

64岁(1817年),升任直隶州知州。

65岁(1818年),任代理正定府知府。

66岁(1819年),因年事已高,告老归乡,返回原籍福建,住在榕城嵩山井上草堂,因名声远大,各地求教者众多,于是开课讲学。同年编写出版《医学从众录》。

67岁(1820年),编写出版《金匮要略浅注》。

68岁(1821年),编写出版《伤害医决串解》。

1823年,病逝于榕城,享年70岁,葬于福建省长乐县溪湄村前山麓。

一 医学成就

陈念祖的学术思想,尊崇古训,以伤寒学说为主,并广泛吸收当时医家的经验,从一定意义上说,他融汇众家之长,既有承前,亦颇多发扬而启后。他致力于中医的普及教育,成绩卓著,不仅是临床大家,还是一代医学教育家,其学术思想对后世产生了极大的影响。

(一) 著书立说

陈念祖的著作较多,他的传世之作包括《灵素节要浅注》《伤寒论浅注》《金匮要略浅注》《金匮方歌括》《长沙方歌括》《医学从众录》《医学实在易》《女科要旨》《神农本草经读》《医学三字经》《时方妙用》《时方歌括》《景岳新方砭》《伤寒真方歌括》《伤寒医诀串解》《十药神书注解》等著作。其中《伤寒医诀串解》是陈念祖晚年所著，与他年轻时的《伤寒论浅注》相比，《伤寒医诀串解》更为精深。其中有的是帮助医学入门书籍如《医学实在易》《医学从众录》和《医学三字经》，这些是他作为传道授业者，为后人所留下的经典教科书。在陈念祖的著作中，《景岳新方砭》算是他评判严厉的书籍之一，他批评张介宾的态度十分激烈，但却有理有据，由于批判的语句过于激烈，以至于成书不久，陈念祖又当众将原书焚毁，后来朋友认为如此太为可惜，毕竟是一番心血，于是将残卷收集，付梓刊印，这才有了后来的《景岳新方砭》。陈念祖的著作有些是他生前就已经发表的，有些是他逝世之后，其后人修订之后再刊行的，因此其出刊跨幅的年代差别较大，而内容亦可以见到许多其后代的注释。

（二）普及中医教育

1. 注重经典学习、博采众长

陈念祖遵经崇古，刻苦钻研中医基本理论，如他所著的《医学从众录》，强调要在理论的指导下辨证、立法、选方，才能提高临床水平。《时方歌括·凡例》中说道："学医始基，在于入门。入门正则始终皆正。入门错则始终皆错。此书阐明圣法，为入门之准。"中医的入门向来以学经典为根本，作为中医经典《黄帝内经》《难经》《神农本草经》和《伤寒杂病论》等典籍，因其文字古奥，后世初学医者，不易理解。陈念祖对经典著作采取逐句注释法、分段注释法、串解注释法、歌括解释法，使医学深奥的理论浅显易懂，便于后学者理解。他著的《医学从众录》既博采众长，又有自己的临证经验，由浅入深，临床更为实用。他不仅自己注重经典著作的学习，而且要求所有行医者都要认真学习。陈念祖批评一些庸医（学了几个方就开始为人治病，不深入学习中医的经典著作，不去领会中医基础理论，理法不明，仅靠几个方去卖弄"医技"，贻害众生的所谓医生）是"医道不明也，皆由于讲方而不穷经之故"。

2. 编写普及读物、方便初学者入门

陈念祖既儒又医，有深厚的文学功底。他在做官、行医之余，勤于学习，勤于著书立说。他的普及读物，著有《医学三字经》《医学实在易》《医学从众录》《长沙方歌括》和《时方妙用》等阐发先人之见解，使深奥的医学理论浅近易懂。这些书籍的共同特点就是深入浅出，由博返约，通俗易懂，为中医入门之最佳

读本。尤其他告老还乡,返回原籍福建之后,开设学堂讲课,这都为中医学的普及和发展做了不朽的贡献,尤其给初学中医者打开了方便之门。

(三)理论建树

1. 创立八纲脉法

陈念祖认为:"脉之为道,最为微渺而难知也,方书论脉愈详,而指下愈乱。"在他从医和授徒的过程中,高度概括了前人对各种脉象的体会,删繁就简,提出以浮沉、迟数、细大、短长等八脉为八纲的理论框架。

(1)根据诊脉时着手力度的轻重,分为浮脉、沉脉,对应诊察疾病的表证、里证。

(2)根据一息中脉来次数的多少,分为迟脉、数脉,对应着诊察疾病的寒证、热证。

(3)根据脉体形象的宽窄分为细脉、大脉,对应诊察疾病的虚证、实证。

(4)根据脉体是否超过或短于正常脉位,分为长脉、短脉,以诊察素体禀赋的盛、衰。

而后再由这八纲基础脉衍生出洪脉、虚脉、芤脉、革脉、伏脉、实脉、弱脉、缓脉、涩脉、结脉、代脉、滑脉、紧脉、动脉、促脉、微脉、濡脉、实脉等近 20 种常见的脉象,以及相对应的病变。在临床上,八纲脉法易于理解,易于掌握,形象生动,即使对于初学者来说,一时不能掌握众多脉象,但只要领会八纲脉法理论,就可以比较准确地掌握疾病的表里、寒热、虚实和素体禀赋的强弱,大大简化脉诊操作,便于临床应用。

2. 提出六经分证

《伤寒医诀串解》是陈念祖对《伤寒论》研究的精华所在,他独创分经审证法。他首将太阳病分经、府、变三证。经证以头痛项强、发热恶寒为典型症状,但要区分虚实;府证为表邪不去、循经而入膀胱者,有蓄水和蓄血之不同;变证多由汗下失宜而来,有从阴阳之异,并有各自的代表方剂。阳明、少阳病各分经证和府证。太阴病分阴化、阳化两个方面。少阴病分从水化为寒、从火化为热;厥阴病为两阴交尽,宜无热证,然厥阴主肝,而胆藏于内,胆火内发,故从热化者反多,寒化者则少。

陈念祖以其分经审证的方法,将三阴三阳六经辨证的纲领、演变规律、方药运用的原则等进行了较系统的总结。他提出病邪传内或直中,皆有寒热之别,凡例皆辨证对待,任应秋教授有感于陈念祖对《伤寒论》六经辨证的继承与创新,称赞陈念祖对伤寒的研究为清代以后最著。

3."存津液,是真诠"论

陈念祖认为津液的多寡、存在与否是影响疾病转化、传变的主要原因。津液的存亡,导致一个证候转变成另一个证候,一条经的疾病转变为另一条经的疾病。而且病情证候转归与否、是否痊愈皆与津液的盛衰有直接影响。例如,"太阳病,若发汗,若下,若利小便,此亡津液,胃中干燥,因转属阳明"(《伤寒杂病论·辨阳明病脉证并治》),是指太阳病误治亡津液转属阳明。

《伤寒论》中发汗、攻下、温阳、益气、利水等法,无不寓"存津液"之义,发汗解表是排除病邪于萌芽状态和邪入门户之时,以免入里化热伤津,实保津液之意。热邪内结,津液内消,下之或清热以排除耗液之因,实为"存津液"根本。附子固阳之根,使津液内守,不至涣散,是温阳以"存津液"的治法;用人参、甘草即养液之意,是益气生津的治法。服桂枝汤、麻黄汤、葛根汤只取微汗,不要大汗,汗出则"停后服";服承气汤"若一服利,则止后服",服瓜蒂散不吐,则"少少加"等,都是为防止津液耗损而采取的措施。

4. 标本中气释伤寒

标本中气从化学说最早见于《黄帝内经》,主要是用来说明人体疾病的产生与自然界气候转变的关联。陈念祖以《素问》中的"少阴之上,火气治之,本标不同,气应异象""少阳太阴从本,少阴太阳从本从标,阳明厥阴,不从标本,从乎中也""是故百病之起,有生于本者,有生于标者,有生于中气者"为依据,解释伤寒病的病因、病机。他认为疾病的产生,脱离不了标本中气的范围,邪气侵犯六经,有的由"本"变病,有的由"标"变病,有的由"中气"变病,三者不同,对六经与标本中气的从化关系做了概括的论述,不但指出了六经病机变化,而且又提供了辨证论治根据。因此,标本中气从化学说,对伤寒病因病机的演化及临床上病证传变的规律推理具有一定的指导意义,对六经的研究做出了一定的贡献。

5. 用"开阖枢"论伤寒病传变

陈念祖以《黄帝内经》中"太阳为开,阳明为阖,少阳为枢。太阴为开,厥阴为阖,少阴为枢"为依据,阐述伤寒病的传变规律。陈念祖认为太阳为"开",可以转传阳明的"阖",亦可以转属少阳之"枢"。因此,他指出"太阳主一身最外一层,邪已外来,须要驱之使出……尚不能出,或留本经,或侵他经,必借少阳之枢转以达太阳之气而外出也。"

太阴为"开",厥阴为"阖",少阴为"枢"。陈念祖认为太阴的"开",可以转传少阴的"枢",亦可以转传厥阴的"阖"。一般而言,邪在太阴、少阴,阳复则邪去而愈,或转传于阳经,病情由重转轻。若是病出自厥阴,则此病多属凶险危候。

陈念祖采用"开阖枢"阐明伤寒病机的传变,在一定意义上,能说清六经病变机制的一些问题,但如同标本中气学说一样,不能完全用其解释六经的病机。所以,陈念祖用这两种学说,以为推理演绎之用,旨在阐明伤寒病机的原理,能与《黄帝内经》理论基本一致者,应当取之。

(四) 临证诊治

陈念祖重视脉诊,四诊合参;遵经崇古,善用经方;医学从众,不弃时方;重视脾胃,创温脾燥脾治消渴;医案简约,见微知著。

1. 重视脉诊,四诊合参

陈念祖把四诊合参作为判断病种、辨别证候的依据,通过望、闻、问、切四诊收集临床信息,掌握病情的来龙去脉。他在四诊合参的同时,尤其重视脉诊。他在《医学实在易》《医学三字经》和《时方妙用》等著作中对脉学做了多方面的研究,以八脉括二十八脉,他说:"能穷浮沉迟数虚实大缓八脉之要,便知表里寒热盛衰邪正八要之名;八脉为诸脉纲领,八要是众病权衡。"他视脉诊断为四诊之要,以脉定病性,以脉测善后,以脉定治则。

2. 遵经崇古,擅用经方

陈念祖著作 16 种,其中有 8 种是对经典著作的注解或阐述。他本着"俱遵原文,逐字疏发,经中不遗一字,经外不溢一辞"的注释风格,力求"透发出所以然之妙"。而陈念祖于《伤寒论浅注·读法》中提出"学者遵古而不泥于古,然后可以读活泼泼之《伤寒论》"。陈念祖的《长沙方歌括》《伤寒真方歌括》和《金匮方歌括》等经方歌括,都是把经方编为歌诀的形式,便于诵读和记忆。他认为《伤寒论》六经能统治百病,因此,《伤寒论》之经方亦能统治百病。他在临证治病过程中,擅用仲景之方。例如,治疗霍乱吐泻,用五苓散;治中气虚寒证,用理中丸;治吐泻厥逆用四逆汤;治吐泻兼烦躁用吴茱萸汤;治呕哕气逆用

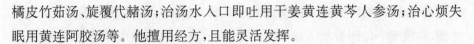

橘皮竹茹汤、旋覆代赭汤；治汤水入口即吐用干姜黄连黄芩人参汤；治心烦失眠用黄连阿胶汤等。他擅用经方，且能灵活发挥。

3. 医学从众，不弃时方

"医之门户分于金元"，不同医学流派产生了学术争鸣，陈念祖撷取各家学术之精华，对其褒大于贬，能够由博返约，由浅入深地进行分析，"或采前言，或录一得"简括而明确地阐明医理。陈念祖著有《医学从众录》《医学实在易》，从诸书名可见，著作意取从众、平易之理，更利于大家学习。

陈念祖著有《时方歌括》和《时方妙用》两部从众著作。中医自唐宋以后始有通行之时方，至清代，时方数量更多，但质量参差不齐，且没有一本可供方便查阅的时方书籍，因此他"择其切当精纯，人人共知者"，编成《时方歌括》，以供后人查阅。《时方妙用》更是对后世医家思想经验的总结和升华。陈念祖善用时方，如二陈汤、归脾汤、补中益气汤、防风通圣散、香苏饮等方剂广泛应用于临床，收效颇佳。

4. 重视脾胃，创温脾燥脾治消渴

陈念祖对脾胃的重视，在生理、病理和治疗上均有所体现。在生理上，他提出"五脏皆受气于脾，故脾为五脏之本"，是对"脾居中央灌四傍"理论的发挥和升华。在病理上，谈及"真阴精血亏损，必求之太阴阳明，以纳谷为宝，生血化精，以复其真阴之不足"。对于真阴精血亏虚诸证，他反对呆补滞补，以重脾胃生化法来成就"通补"之则。治疗上，广泛应用补益脾胃方药，如《时方歌括》108首方剂中补益脾胃方占30余首。此外，他治疗脾胃气虚证还采用间接的养脾阴方法，通过对养脾阴方药以去头煎不用的方式，使燥气尽而成甘淡之味，达到甘以养脾阴，淡以养胃气，以治疗脾胃气虚证。

陈念祖创温脾燥脾法以治消渴。消渴之病，多阴虚为主，因此历代医家多用清润之剂，避免燥热之药更伤阴津。而陈念祖认为消渴之因不尽是阴虚，还常见脾虚湿胜，脾不为胃行其津液，津液不能上承之消渴，为此他创立了温脾燥脾法治消渴，用理中汤倍白术加瓜蒌根治之。脾喜燥而恶湿，用温脾燥脾之法治疗脾虚湿胜之消渴，能使脾健湿去，津液上升，则消渴自愈。

5. 医案简约，见微知著

陈念祖无医案专著，他所述医案均散见于《陈修园医学全书》。在他的医著中共载医案20多例。他的医案多形式简单，均为说明某一方药的效果或理

论的正确性,而将医案简明扼要地附于其后。例如,他治疗消渴病,不避辛燥之剂,在医案中以四君子汤加干姜等药。治疗中风病,他主张补气养肝,填窍以息风,在医案中以黄芪桂枝五物汤补气养肝,填窍息风,使肝虚得补,肝风自熄。并告诫后人千万不要"服风药以预防中风,适以招风取中"。治疗室女经闭汗出之证,他认为当首先辨其虚实。医者见多汗,往往误认为因虚汗出,而室女经闭汗出则多是热迫血出之候,因血汗同源,所以治疗此案当以实证治之等。这些医案都体现了他医案简约,见微知著的学术风格。

二 现代运用

陈念祖遵经崇古,著书启迪,善于将经典理论应用于临床,并对经典理论发挥应用,对多种疾病有其独到的认识,同时也创立了一些独特的治疗方法,至今对临床仍有一定的指导意义。

(一)著书启迪,通俗易懂

陈念祖为中医学的普及教育做出了重要的贡献。这主要体现在他编写的《医学三字经》《医学实在易》《医学从众录》《伤寒论浅注》《长沙方歌括》等书。这些书籍的共同特点都是把中医学深奥的理论,使之深入浅出,由博返约,使后学者便于记忆、便于掌握。正如《中医大辞典》评《医学三字经》曰:"全书以三言歌诀写成,附以注释……全书通俗易懂,便于记忆。为医学门径书中流传较广的一种。"《中国历代名医名术》评《伤寒论浅注》曰:"本书注释《伤寒论》,文字通俗,语句流畅,内容易懂,是颇为后世学医者所推崇的入门读本。"至今一些学中医者仍在背诵《医学三字经》,学习《医学实在易》《医学从众录》《伤寒论浅注》等书。陈念祖对启迪后学、普及中医教育做出了重要的贡献。

(二)治疗血证,治火为先

血证是指由多种原因引起血液不循常道,或上溢于口鼻,或下溢于前后二阴,或溢出于肌肤所形成的一类出血性疾病,简言之,就是非生理性的出血性疾病,统称为血证。陈念祖通过长期的医疗实践,积累了丰富的治疗血证经验,创立了独特的治疗血证的方法。他认为血证的病因病机主要责之于火。他论述"五脏各有火,五志激之则火动,火动则血随火而溢"(《医学三字经》),并认为火有多种,有"实火、虚火、灯浊之火、龙雷之火"(《医学从众录》)。他提出"血随火而升降,凡治血证,以治火为先"(《医学从众录》)。治疗上,他主张实火宜泻心肺、虚火宜补脾气、灯浊之火宜大补气阴、龙雷之火宜引火归元。他用四生丸治疗实火血证;用补中益气汤、归脾汤、当归补血汤治疗虚火血证;用大补阴丸治疗灯浊之火血证;用镇阴煎、八味丸治疗龙雷之火血证。他的这一治火为先之法,至今仍有效地指导着临床实践,如对血小板减少性紫癜、过敏性紫癜、上消化道出血、青春期崩漏等血证,只要辨证准确,正确运用,都能取得良好的效果。

(三)治疗消渴,燥脾补肾

《医学三字经·消渴》曰:"有脾不能为胃行其津液,肺不能通调水道,而为消渴者,人但知以清润治之,而不知脾喜燥而肺恶寒。诚观泄泻者必渴,此因水津不能上输而惟下泄故尔,以燥脾之药治之,水液上升即不渴矣。余每用理中丸汤倍白术加栝蒌根,神效。""饮一溲一者,重在少阴论治,以肾气虚不能收摄,则水直下趋,肾气虚不能蒸动,则水不能上济也。""饮水多小便少名上消。食谷多大便坚名食消,亦名中消,上中二消属热。唯下消症饮一溲一,中无火化,可知肾气之寒也,故用肾气丸。""或问下消无水,用六味丸以滋少阴水矣,又加附子、肉桂者何? 盖因命门火衰,不能蒸腐水谷,水谷之气不能熏蒸上润乎肺,如釜底无薪,锅盖干燥,故渴。""故用桂、附之辛热,壮其少阴之火,灶底加薪,枯笼蒸溽,枯苗得雨,生意维新。"(《医学从众录》)

陈念祖运用燥脾补肾的方法治疗消渴,对现代糖尿病的临床治疗有着重要的实践价值。其收载汤方中的药物,如黄芪、白术、人参、地黄、茯苓、怀山药、泽泻、玄参、天花粉等,据现代药理研究证实,均有不同程度的降血糖作用,这些药物目前已普遍应用于属中医学"消渴"范畴的糖尿病治疗。

(四)治疗杂病,保胃存津

"保胃气,存津液"是陈念祖从《伤寒论》中总结出来的一条重要治疗法则,并广泛地被应用于治疗杂病。尤其在发汗、清热、逐水、攻下的过程中容易损伤胃气,伤及胃阴。他提出可以通过防止过汗、过下、过吐的方法以避免损伤胃气,伤及胃阴。同时采用益气生津、固阳止汗、清热生津,或急下存阴等法,以益气生津,保护胃气。还可以在汗、下、吐后,啜热稀粥以保护胃气等。在治疗杂病过程中注重保护胃气,对疾病的治疗和恢复都具有积极的意义,因为脾胃为后天之本,为气血生化之源。在治疗杂病过程中注重养胃存津,不仅对温病"存得一分津液,便有一分生机",而且对内伤杂病的治疗和恢复也具有积极的意义,因为胃气与胃阴具有同等重要的作用。现代医家将保胃存津的法则广泛运用到肿瘤放化疗、一些手术后恢复阶段,以及一些慢性疾病等的治疗过程中。

(五) 妇科调经,注重脾胃

陈念祖认为妇女月经不调,多因脾胃功能失调所致。女子月经,亦名月信。他在《女科要旨》中指出:"五行之土,犹五常之信也。脾为阴土,胃为阳土,而皆属信,信则以时而下,不愆其期。虽曰心主血,肝藏血,冲任督三脉俱为血海,为月信之原,而其统主则惟脾胃,脾胃和则血自生,谓血生于水谷之精气也。若精血之来,前后多少,有无不一,谓之不调,不调则失信矣。"由此可见脾胃统主月经,所以妇科调经应从调理脾胃入手。陈念祖治疗月经不调,因忧思伤及心脾者,主张用归脾汤补益心脾,养血填精。因寒湿困脾者,用四物汤加香附、干姜、肉桂、吴茱萸、炙甘草以温阳健脾,养血活血。至今仍常用归脾汤、四物汤加温阳健脾药治疗月经不调,也是陈念祖重脾胃以调经观点的借鉴应用。

陈念祖创立验方举隅如下。

1. 新定白术汤

组成:白术(生用)15～30 g,杜仲(生用)15～30 g,附子 6～9 g。

用法:水煎,空心服。

主治:腰痛而重,诸药不效者。

加减:脉沉而微,口中和,加肉桂 3 g;脉沉而数,口中热,去附子,加黄柏 3 g。

现代运用:常用于治疗风湿性关节炎、类风湿性关节炎、肩关节周围炎,以及腰肌劳损等属寒湿痹阻者。

2. 新定薏仁汤

组成：薏苡仁 30 g，附子 3～6 g，木瓜 5 g，牛膝 6～9 g。

用法：水煎，空心服。

主治：腰疼筋挛，难以屈伸者。

加减：如脉洪，重按有力，口中热，去附子，加白术 15 g。

现代运用：常用于治疗痛风性关节炎、腰肌劳损、风湿性关节炎等属寒湿阻络者。

3. 新定加味交感丸

组成：菟丝子(制)500 g，当归(童便浸，晒干)120 g，香附(去毛，水浸一昼夜，炒老黄色)120 g，茯神(生研)120 g。

用法：炼蜜为丸，如梧桐子大，每早晚各服 9 g，米汤下。

功用：补脾益肾，养精种子。

主治：妇人不孕。

现代运用：常用于治疗不孕、不育等属精血亏虚者。

4. 固齿神方

组成：青盐 15 g，石膏 15 g，补骨脂 12 g，花椒(去心)5 g，白芷 6 g，薄荷叶 5 g，旱莲草 8 g，防风 8 g，细辛 5 g。

用法：将上药生晒，研为细末，然后加入青盐混匀为牙粉，贮瓶备用。以此牙粉代牙膏，先将牙粉适量放在牙刷上刷牙；也可用手指蘸着牙粉擦牙。每日早晚各用一次，然后再用温水频漱吐之。

功用：清热补肾，固齿止痛。

主治：牙齿松动，牙龈红肿，牙痛，牙龈出血，口臭，以及预防牙齿脱落。

现代运用：常用于治疗牙周炎、老年牙齿松动等属肾虚上热者。

5. 新定所以载丸

组成：白术 500 g，人参 240 g，川杜仲 240 g，桑寄生 180 g，云茯苓 180 g。

用法：以大枣 500 g 擘开，以长流水熬汁为丸，如梧桐子大，晒干退火气，密勿令泄气。每早晚各 9 g，以米汤送下。

功用：补益脾胃，固冲安胎。

主治：胎气不安不长，妇人半产(即小产)，舌淡苔薄白，脉细弱无力。

现代运用：常用于治疗胎儿宫内生长迟缓、先兆流产等属脾肾亏虚者。

附 医案举隅

中 风 案

壬戌岁,修园在保阳供职,制宪熊大人召诊,诊得两手脉厚而长,惟左手兼些弦象,两寸略紧。修园谓:脉厚,得土之敦气以厚道载厚福,脉长寿亦长,非谀语也。但弦为风脉,紧为痛脉,紧在两寸,恐上半身有痹痛等症也。大人云:所言俱对,但臂上及手腕痛,或愈或作,五年余,指头麻木,十年前颇甚,今略麻而不木矣。修园曰:风在骨节而作痛,妙在痛处,痛是气血与风邪相拒,非若偏枯之不痛也。书谓中指麻木,三年内必有中风之患,似中指属手心主之经故也。今拇指食指为甚,特肺与大肠之气不调,不甚为害,然必须治之于早也。薛氏云:服风药,以预防中风,是适招风取中。(修园)师其意,而不用其方,宜用黄芪五物汤常服。

评述:本案中风脉弦为风,脉紧为痛。主症表现为手指麻木,上半身疼痛。证候属血痹,因素体虚弱,风邪外侵,血脉凝涩所致,故用黄芪桂枝五物汤治疗。方用黄芪甘温以补气固表为君药。桂枝辛温以发散风邪,温经通脉;芍药苦酸以养血和营,与桂枝相伍一散一收以调和营卫,共为臣药。用生姜辛温以助桂枝疏散风邪,温经通脉为佐药。大枣甘温以助黄芪、芍药益气养血,与生姜相伍以和中益胃,调和诸药,为使药。诸药合用共奏益气和血,温经通脉之功。

消 渴 案

辛亥岁,到义溪,有一妇人,产后一年,口渴不止,服药不效。予用四君子汤加麦冬、乌梅、生干姜,蜜丸弹子大,令其嚼化,三日至七日痊愈。方中妙在白术之苦燥,干姜之辛热,所以鼓胃气而升其水液也。

评述:消渴有上、中、下之分,涉及肺、脾、肾三脏。本案四君加生干姜配白术健运脾胃,升其津,佐麦冬之润,乌梅之收,效果显著,而改汤为丸嚼化服用,使药性缓和而流长。本案治消渴,突出了辛热苦燥的干姜、白术,以温中健脾,升发津液,使津液源源不断地上承,则消渴自止。

闭 经 案

乾隆辛丑岁,朱紫坊,黄姓之女,年方廿*二岁,始因经闭,服行经之药不效,后泄泻不止,食少骨瘦如柴,服四神,八味之类,泻益甚而五更至天明数次,便后带血,余主用《金匮要略》黄土汤,以赤石脂易黄土,以干姜易附子,每服加生鹿茸五钱,意以先止其泻便红,然后再调其经水,连服八剂,泄泻如故,而经水通矣。又服五剂,泻血俱止,后服六君子汤加干姜收功。可知鹿茸入冲任督三脉,大能补血,非无情之草木所可比也。

评述: 本案病因为脾肾虚寒而导致冲任不足。陈念祖采用温脾补肾之法,固冲护任,效如桴鼓。陈念祖论调经之法,月经不调属虚者,若为冲任不足,则以归脾汤加减;月经不调属实者,若为血热兼痛者,则以四物汤加香附、桃仁、大黄、牡丹皮之类;月经不调属郁者,则以逍遥散加味;月经先期而血海有热,则以四物汤加黄芩、黄连、续断、地榆之类;月经逾期而血海有寒,则以四物汤加干姜、附子之类。

三 结语

综上所述,陈念祖儒医皆通,亦官亦医,政绩显著,医术精湛。他博览儒家经典和医学书籍,临证经验丰富,一生著述颇多。所著内容广泛,涉及广博的中医基础理论和内、外、妇、儿等科的临床实践,且所著内容通俗易懂,便于记忆,对启迪后学、普及中医教育做出了重要的贡献。他尊崇古训,博采众长,承前启后,师古不泥,注重实践,成绩卓著,不仅是清代中医医学理论家、临床大家,还是出色的医学教育家。其学术思想对后世产生了极大的影响。

(李星锐)

---

* 廿:二十。

第十一讲
清代中西医汇通派代表张锡纯

张锡纯,字寿甫,河北盐山人(今河北省沧州市盐山县),近代医学史上著名医学家,医学教育家,中西医汇通派的代表人物,近现代中医学界的医学泰斗。他尊古而不泥,勇于创新,勤于实践,治法独到,在中医理论与临床证治方面成就颇多。他曾先后被《奉天医学杂志》《医界春秋》等报刊聘为特约撰稿人。他在沈阳创办"立达中医院",在天津开办国医函授学校,为继承和发展中医事业做出了杰出的贡献,被后世誉为"轩岐之功臣,医林之楷模"。

张锡纯生于 1860 年,出身于书香之家,自幼天资聪颖,苦读经书,习举子业,父亲喜欢写诗,著有《莲香斋诗稿》。小时候,他父亲就要他读唐诗,还精选历代名家诗数百篇要他背诵。因此,张锡纯十余岁就能写出一手好诗。

19 岁(1879 年),举业应试津门未果,开始留心医学。

29 岁(1889 年),见到西人医书,颇喜其讲解新异多出中医之外。

33 岁(1893 年),再次举业应试不第,遂决心弃儒从医,上自《黄帝内经》《伤寒论》,下至历代各家之说,无不博览。

37 岁(1897 年),自购代数、几何诸书,朝夕研究,渐能通晓。

39 岁(1899 年),医学研究功深,知西医新异之理。

42 岁(1902 年),在他外祖家所在地刘仁村任教官。秋季霍乱流行,经张锡纯诊治,治愈多人,并对验方自立方名,兼述创方之由,撰写成文,寄各杂志陆续发表,声名渐播。

44 岁(1904 年),中国废科举,兴学校,张锡纯成为盐山县唯一可教代数和几何学的教员。此时萌发衷中参西的思想,遂潜心于医学。

49 岁(1909 年),编辑《医学衷中参西录》前三期完稿。

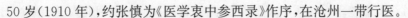

50 岁（1910 年），约张慎为《医学衷中参西录》作序，在沧州一带行医。

53 岁（1913 年），辛亥革命发生，应德州驻军统领之邀，任军医正，为军民诊治疾病，屡起沉疴。

58 岁（1918 年），《医学衷中参西录》第一期由沈阳天地新学社出版印行，立即受到医界广泛重视。并应沈阳军政两届之聘，任立达中医院院长。

59 岁（1919 年），《医学衷中参西录》第二期出版。奉天（沈阳）霍乱流行，张锡纯制急救回生丹、卫生保丹，登报广告，广为推行，得济者多。

64 岁（1924 年），《医学衷中参西录》第三期出版及新编第四期出版。第二次直奉战争爆发，张锡纯离开沈阳回沧州，在沧州一带行医。

66 岁（1926 年），由沧州移居天津，在天津行医，并在陆军任军医正。

68 岁（1928 年），《医学衷中参西录》第五期出版。成立中西医学社，挂牌行医。

71 岁（1931 年），《医学衷中参西录》第六期出版。

73 岁（1933 年），在天津设立中医函授学校，自编伤寒讲义等教材，学制四年。当年 7 月，其弟子张塈造访，留下"八旬已近又何求，意匠经营日不休，但愿同胞皆上寿，敢云身后有千秋"的诗句。张锡纯于民国二十二年八月初八逝世，享年 73 岁。

一　医学成就

（一）著书立说

《医学衷中参西录》是张锡纯生平主要作品，是张锡纯一生的临床经验总结。

《医学衷中参西录》共分八期，先后陆续刊行。前三期为方剂，共收方剂173 首，其中 165 首是张锡纯自创。第四期是药物篇，专讲中西药物。第五期是张锡纯当时书写的论文和一些书信往来，内容包括医论、药物论、疾病诊治论、中医典籍论和一些信函往来。第六期共五卷，前四卷为医案汇集，第五卷是张锡纯诗集。第七期为伤寒论讲义，共四卷，后面附温病验方。第八期为医话拾零，涉及面广，有诸病治法，有解答学生、弟子疑问的书信，以及一些书评等。

《医学衷中参西录》出版后，流传甚广，风行海内外，一版再版。于 1957 年

10月经重新整理后,《医学衷中参西录》全部八期同时由河北人民出版社出版。1974年又加以修订出版了第二版。1985年8月,再次修订出版。

《中医大辞典》评:"本书是作者多年学术经验的总结。书中结合中西医学理论和医疗实践阐发医理,颇多独到的见解,并制订了若干有效方剂,对临床有一定的参考价值。书名'衷中参西',意在初步尝试沟通中、西医学。"

《近代中西医论争史》评:"《衷中参西录》为张锡纯一生治学临证心得,在近代医学著作中最具特色,也最为近现代医界熟悉。该书历60余年考验,至今仍深为医界推崇。"

(二)理论建树

1. 倡"大气"说

"大气",即《黄帝内经》所言之宗气。大气源于先天肾气,靠后天水谷之气充养,积贮于胸膺空旷之府。正如张锡纯说:"培养于后天水谷之气,而磅礴之势成,积贮于膺胸空旷之府,而盘踞之根固。是大气者,原以元气为根本,以水谷之气为养料,以胸中之地为宅窟者也。"

张锡纯认为大气对于生命活动至关重要:大气是生命之宗主,诸气之纲领,全身血脉之纲领;大气统帅着整个生命活动,司呼吸,有贯注营养头目耳窍的功能等。正如张锡纯所说:"以其为生命之宗主,故又尊之曰宗气。""肇始于先天,而培养于后天,为身体之桢干。"大气"能撑持全身,振作精神,以及心思脑力、官骸动作,莫不赖乎此气"。大气为"诸气之纲领""周身血脉之纲领";大气"能鼓动肺脏使之呼吸,而肺中之气,遂因之出入也";大气"能斡旋全身,故司运动""人之脑髓神经,虽赖血以养之,尤赖胸中大气上升以斡旋之"等。

大气虚弱或大气下陷则会出现多种病理变化:大气一虚则肢体酸懒、精神昏愦、神昏健忘、呼吸不利、呼吸困难;大气下陷则气短不足以息,或努力呼吸,有似呼喘;或气息将停,危在顷刻等。正如张锡纯说:"此气一虚,呼吸即觉不利,而且肢体酸懒、精神昏愦,脑力心思为之顿减。"

治疗大气下陷,张锡纯创制了"升陷汤",并运用大气学说理论践行临床治疗的病证40余种,对大气下陷证的辨治十分娴熟精当,多补前人用一方治多病之未备,所治病证范围及病种开创了历史之先河。

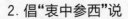

2.倡"衷中参西"说

"衷中"是指中西医汇通以中医学为主;"参西"是指取西医之长,为中医所用。通过"衷中参西"实现进一步阐明中医理论,丰富中医治疗手段,达到发展中医和振兴中医的目的。张锡纯认为,中西医之理是相互贯通的,中医藏象学说与西医解剖生理是能够相互佐证的,有些疾病的发病机制也是相通的。他说:"师古而不泥古,参西而不背中。"他提出"合中西融贯为一"的设想,并以"中医包括西医之理"学说为理论依据,力图沟通中西医。

3.倡"心脑相通"论

张锡纯总结了历代医家与道家学说,提出神明有元神与识神之分,"元神藏于脑,无思无虑,自然虚灵;识神发于心,有思有虑,灵而不虚。"元神为神之体,识神为神之用。"神明之体藏于脑,神明之用发于心。"张锡纯引用《黄帝内经》来说明这一观点,如《素问·脉要精微论》曰:"头者,精明之府。"张锡纯解释说:"为其中有神明,故能精明;为神明藏于其中,故名曰府。"《素问·灵兰秘典论》曰:"心者,君主之官,神明出焉。"等。中西医之所以对神明有着不同的认识,基于它们的侧重点不同。中医重视神明之用,认为"人之神明在心,故安神之药注重于心";西医重视神明之体,认为"人之神明在脑,故安神之药注重于脑",从而提出了神明之体在脑、神明之用在心的"心脑贯通"学术观点。

4.倡"寒温统一"说

清代温病学发展成就辉煌,张锡纯虽非提倡寒温统一的第一人,但他是在温病理论发展成熟的背景下仍力主"以寒统温",认为温邪袭入和传变途径与伤寒同,温病当按伤寒六经分治。他认为无论伤寒、中风、温病"皆可以伤寒统之,《难经》谓伤寒有五,中风、温病皆在其中,而其病之初得,皆在足太阳经"。张锡纯将太阳病分为中风、伤寒、温病三者,提出《伤寒论》虽以伤寒为名,"而太阳篇之开端,实中风、伤寒、风温并列"。温病除风温外,还有湿温和伏气化热温病,而提纲中只论风温,乃因"湿温及伏气化热之温病,其病之起点亦恒为风所激发,故皆可以风温统之也"。张锡纯提出的新三纲论,显示出《伤寒论》对所有外感病辨治的指导价值,也突破了自清代以来寒温对立的局面,是其临证上以伤寒法统治所有外感病思想的主要来源。

（三）临证诊治

张锡纯的一生主要是以医为业，在其临证过程中始终坚持中西医汇通；对疾病的诊治师古不泥，勇于创新；他注重处方配味，用药讲究；强调临证治病要深研药性、药量大小必须胜病；对伏气温病的治疗，他善用白虎汤、白虎加人参汤等。

1. 诊治疾病，中西汇通

张锡纯行医于清末民初，正值西方医学传入中国之际。他极力主张中西医结合，以"衷中参西"为宗旨，是中国中西医汇通的先驱者。在中医医理方面，提倡汇通中西的生理病理来分析诊断疾病；在治疗用药方面，坚持以中医理论为基础，兼顾西医病理药理知识，用药用法体现中西医双重指导；在具体用药方面，张锡纯认为中西药理是互通的，所以在用药原则上倡导中西药"相助为理"的用药原则，他认为"中药与西药相助为理，诚能相得益彰。能汇通中西药品，即渐能汇通中西病理"；在用药方法方面，依据病因病机及症状特点把握先服、后服和同服的关系，同时依据中西药不同给药途径的特点而灵活配合使用，如在中药内服的同时，加以西药皮下注射、肌内注射、局部（疮孔）注射、胶囊口服、蒸汽吸入等。对难治之病证，中西药结合则疗效更为显著。他说："若遇难治之证，以西药治其标，以中药治其本，则奏效必捷而临证确有把握矣。"

2. 精准辨证，灵活用药

辨证是中医诊治疾病的重要环节，是中医能否正确施治、取得疗效的关键。张锡纯对内科、妇科、儿科等疾病，都有精深的认识、精准的辨证和独到的治法。他自称对辨证用心良苦，丝毫不敢懈怠。他强调临证时"当细审其脉，且细询其未病之先状况何如""问其所饮食者，消化与否，所呕吐者，改味与否。细心询问体验，自能辨其凉热虚实不误也""伤寒脉若沉细，多系阴证；温病脉若沉细，则多系阳证""于其人身体性情动作之际，细心考验，再参以脉象之虚实凉热，自无差谬。若仍恐审证不确，察其病因似寒，而犹恐病因是热，可用蜜炙附子试含一片，以细验其病之进退亦可"等。

中医遣方用药固然有一定的规律，但必须因人、因地、因时、因不同的疾病、因不同的阶段等，而灵活制订适宜的方法、灵活选用胜病的方药。因此，具体临证时不仅要辨证施治,而且要具体情况,具体分析;不同差异,区别对待。正如他所论述"心脏多恶热,然亦有宜温补者;肾脏多恶寒,而亦有宜凉泻者,是在临证时细心与之消息,不可拘于成见""今人与古人之禀赋,其强弱厚薄偏阴偏阳之际不无差池""不妨因时制宜而为之变通加减""分其地点之寒热,视其身体之强弱""麻黄必至二钱始能出汗,大黄必至三钱始能通结,然犹是富贵中,不受劳碌之人。至其劳碌不避寒暑,饮食不择精粗,身体强壮,或又当严寒之时,恒有用麻黄七八钱始能汗者;若其人大便燥结之甚,恒有用大黄两余始能通者"等。

3. 深研药性,药须胜病

张锡纯非常重视对中药的研究,强调临床用药必须深入了解药性,无论对药物的四气五味、升降浮沉、功能作用,以及药物配伍、使用方法、生用熟用、真伪鉴别、煎服方法等,他都有细致的了解,并有所发明。他认为用药治病,当以明药性为前提。他说:"凡药性之和平者,非多用不能奏效,若地黄、山药、山茱萸、枸杞、龙眼肉诸药是也。至石膏,《本经》原谓其微寒,亦系和平之品,若遇寒温大热,为挽回人命计,有时不得不多用。"此时凡不敢多用者,"皆未知药性者也"。并强调药要亲验,知其药性,他说:"书中之所谓猛烈者,未必皆猛烈;所谓有毒者,未必皆有毒。"他亲验后发现硫黄、水蛭生用则效力彰,消磨癥瘕是三棱、莪术之良能等。他强调用药多宜生用,不能因为炮制失宜而坏其药效。例如,他认为黄芪应生用,"生用发汗,熟用止汗之说,尤为荒唐"。又如强调水蛭生用说:"近世方书,多谓水蛭炙透方可用,不然则在人腹中,能生殖若干水蛭害人,诚属无稽之谈。"水蛭"最宜生用,甚忌火灸"。

张锡纯认为治病之药当胜病,用药须把胜病放在首位,用什么药,用多少量,当以胜病为宜。他说:"有如此证,不重用石膏则阳明之大热不除,不重用赭石则上逆之冲气莫制。""尝思用药所以除病,所服之药病当之,非人当之也。乃有所用之药本可除病,而往往服之不效,间有激动其病愈加重者,此无他,药不胜病故也。"在他的《医学衷中参西录》中,重用一味中药治疗急重症的验案很多,如用山茱萸四两救治脱证;用赭石至四两镇逆;用山药六两宁嗽定喘;用大黄二两治疗癫狂脉实;用瓜蒌仁四两治疗温病结胸等,不胜枚举。

4. 伏气温病,善用"白虎"

张锡纯认为《黄帝内经》中的"冬伤于寒,春必病温",说的是伏气温病,同时认为冬日伤寒亦有伏气化热。他力主伏气于三焦脂膜之中,所见的伏气温病常见脉象滑实或弦滑有力,大便干结,虚象不明显,伏气化热后,弥漫三焦,易窜入阳明胃腑,所以,他擅用白虎汤和白虎加人参汤治疗伏气温病。这是张锡纯的独到之处。张锡纯常用大剂量生石膏清透伏热,用怀山药代粳米加强养阴之力,用薄荷、金银花、连翘配合石膏清透伏热,又喜用玄参、天花粉、生地黄代知母以养阴,或用鲜白茅根煎汤以透、利伏热等,其中,鲜白茅根味甘性寒,既能清心、肺、胃经之热,又能凉血清热,止血中兼有通达之力,还可导热下行,入膀胱而利尿,泻伏火热毒经小便而出。鲜白茅根味甘而不腻膈,性寒而不碍胃,利尿而不伤阴,为治疗伏气温病和内伤发热之要药。

二 现代运用

张锡纯的学术思想和临证经验非常丰富,至今对中医临床仍有着重要的指导作用。下面列举他衷中参西,汇通中西;升脾补肝,降胃疏胆;创制新方,量大效宏为例,以及创立的验方几个方面加以说明。

(一) 衷中参西,汇通中西

张锡纯对中医学术的发展,主张衷中参西,汇通中西。他说:"中西医学原可相助为理,而不宜偏废,吾国果欲医学之振兴,固非沟通中西不可也。""取西医之所长,以补中医之所短。"从而实现师古而不泥古,参西而不背中,以衷中参西为宗旨,汇通中西医学。达到振兴中医,把中医发扬光大的目的。因此,他汇集了数十年的中西医汇通临证经验和体会,本着衷中参西,汇通中西的原则,编写了宏伟巨著《医学衷中参西录》。至今仍深为医界推崇,对后世影响甚大,被誉为"轩歧之功臣,医林之楷模"。至今,中西医已开展了广泛的结合。中西医结合的内容比较多,有诊断结合、治疗结合、诊断与治疗结合等。在诊断方面,如西医疾病与中医证候结合、西医病理类型与中医证候结合、西医疾病检验指标与中医证候结合等。在治疗方面,如中西药联合应用结合;在诊断与治疗方面,如西医诊断与中医治疗结合,中药治疗与现代药理研究结合等。所有这些都是在张锡纯倡导"衷中参西、汇通中西"的思想影响下,逐步发展起来的。

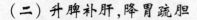

（二）升脾补肝，降胃疏胆

张锡纯认为脾胃为肝胆升降之枢纽，肝胆的升降变化，须以脾胃为引，脾气上行则肝气随引而升，胃气下行则胆火顺召而降。欲生发肝气，当调补中气，升发脾气，借脾气之升发则肝气随引而升，即"升脾补肝"；欲降胆火，当和降胃气，借胃气之和降则胆火顺召而降，即"降胃疏胆"。因此，调肝胆气机升降，当从调补中气升降脾胃入手，借脾胃对肝胆的招引之力，以恢复肝胆的升降。所以，张锡纯通过调理脾胃以治疗肝胆疾病，如他创制的升降汤，药物由党参、生黄芪、白术、陈皮、厚朴、生鸡内金、知母、生白芍、桂枝、川芎、生姜组成，治肝郁脾弱，胸胁胀满，不能饮食。升降汤就是通过调和脾胃，使脾之气陷者上升，胃气之逆者下降；而脾气升者引肝气升，胃气降者引胆气降，从而起到治疗肝胆疾病的目的。正如他在《医学衷中参西录》升降汤下面说："世俗医者，动曰平肝，故遇肝郁之证，多用开破肝气之药。至遇木盛侮土，以致不能饮食者，更谓伐肝即可扶脾，不知人之元气，根基于肾，而萌芽于肝。凡物之萌芽，皆嫩脆易于伤损。肝既为元气萌芽之脏，而开破之若是，独不虑损伤元气之萌芽乎？《黄帝内经》曰：'厥阴不治，求之阳明。'《金匮要略》曰：'见肝之病，当先实脾。'故此方惟少用桂枝、川芎以舒肝气，其余诸药，无非升脾降胃，培养中土，俾中宫气化敦厚，以听肝气之自理。"至今，他的这一理论不仅对中医临床有重要的指导和借鉴作用，而且现代临床治疗肝胆疾病仍有不少医者在运用。

（三）伏气化热，清热透邪养阴

"冬伤于寒，春必病温"是伏气化热而发的温病。张锡纯对很多疾病都从伏气化热的角度进行辨治。诊断上重视脉诊，伏气温病常见脉滑实。初起即见气分热盛，胃腑不通，或兼肺病，或兼痧疹，或兼肾虚窜入少阴，或兼新感外邪，多用白虎汤或白虎加人参汤治之，随证化裁。伏邪温病除气分热盛外，多兼有阴虚，脉象多数，常兼息多微喘，舌上微有白苔少津，或干黄，或舌苔渐黑，或频饮水不能解渴。治疗伏气温病，宜清热透邪养阴。他推崇白虎加人参汤。凡阳明伏热、温病热扰心营、少阴温病、肝风内动、产后阳明温病等，都常用白虎加人参汤加减运用。对伏邪温病若因春阳萌动而引发内热"其发于阳明者，初病即表里壮热,脉象洪实,舌苔或白而欲黄,宜投以白虎汤,再加宣散之品,若连翘、茅根诸药",即大队寒凉之品与轻清宣散之品配伍,自能逐内蕴之热外达。若伏气从三焦脂膜乘肾脏之虚损而窜入少阴,症见精神短少,喜偎卧,昏昏似睡,舌干无苔,小便短赤,发在春令即为少阴温病,治以白虎加人参汤。此外,张锡纯还运用伏气化热辨治伏暑之类的外感热病等,运用范围甚广。至今在张锡纯的影响下,一些医者对伏气化热所致的疾病,也用清热透邪养阴法治疗。例如,近些年用清热透邪养阴法治疗的流行性乙型脑炎、白血病、系统性红斑狼疮、艾滋病,以及一些急慢性感染性疾病等都取得了良好的疗效。

(四) 深研药性,创立新方

张锡纯善于化裁古方,创制新方。他创制的新方多是在深研药性的基础上,自选药物,巧妙构思,讲究配伍和用法,然后通过反复实践,把方剂相对固定下来。他说:"凡所用之药,皆深知其性味能力,于诸家本草之外,另有发明也。"在《医学衷中参西录》中,他共创新方 165 首。组方严谨,主次分明,药味少而精炼,用量大而效宏。例如,升陷汤、镇肝熄风汤、建瓴汤、参赭培气汤、卫生防疫保丹、玉液汤、升降汤、固冲汤、理冲汤、寿胎丸、清带汤、消瘰丸、活络效灵丹等,对后世影响很大,至今仍较多地应用于临床。在他所创立的这些方剂中,《中医方剂学》本科教材中被选用的就有 7 首。

张锡纯创立验方举隅如下。

1. 镇肝熄风汤

组成:怀牛膝 30 g,生赭石(轧细)30 g,生龙骨(捣碎)15 g,生牡蛎(捣碎)15 g,生龟板(捣碎)15 g,生白芍 15 g,玄参 15 g,天冬 15 g,川楝子(捣碎)6 g,生麦芽 6 g,茵陈 6 g,甘草 5 g。

用法:水煎服。

功用:镇肝息风,滋阴潜阳。

主治:肝肾阴虚,肝阳上亢,气血逆乱证,症见头目眩晕,脑部热疼,目胀耳鸣,心中烦热,面色如醉,或时常噫气,或肢体渐觉不利,或口眼渐㖞斜,甚或眩晕颠仆,昏不知人,移时始醒,或醒后不能复原,精神短少,或肢体痿废,脉弦有力。

现代运用:常用于高血压、血管性头痛、冠心病、脑梗死、脑出血、更年期

综合征、肝性脑病、病毒性脑炎、三叉神经痛、神经衰弱、弥漫性甲状腺肿伴甲状腺功能亢进等属于肝肾阴虚,肝阳上亢者。

2. 升陷汤

组成:生黄芪18 g,知母9 g,柴胡5 g,桔梗5 g,升麻3 g。

用法:水煎服。

功用:升补举陷。

主治:大气下陷证,症见气短不足以息,或努力呼吸,有似气喘,或气息将停,危在顷刻,脉沉迟微弱,或三五不调。

现代运用:常用于治疗心律失常(心房颤动),冠心病心肌梗死介入术后、病毒性心肌炎,心脏神经症,心包积液,自发性气胸,重症肌无力,反复发作气短、自汗重症,慢性萎缩性胃炎,内脏下垂,胃扭转,糖尿病,无菌性尿道炎尿频,脑梗死,慢性支气管炎,前列腺增生致尿失禁等属于大气下陷者。

3. 寿胎丸

组成:菟丝子120 g,桑寄生60 g,续断60 g,阿胶60 g。

用法:上药将前三味为细末,水化阿胶和为丸,每丸重一分,每服二十丸。温开水送服,日二次。

功用:补肾安胎。

主治:肾虚滑胎,及妊娠下血,胎动不安,胎萎不长者。

现代运用:常用于治疗滑胎、闭经、胎位不正、功能性子宫出血、痛经、带下、产后腰痛等疾病。

4. 建瓴汤

组成:生山药30 g,怀牛膝30 g,生赭石(轧细)24 g,生龙骨(捣细)18 g,生牡蛎(捣细)18 g,生地黄18 g,生白芍12 g,柏子仁12 g。

功用:滋养肝阴,潜镇肝阳。

主治:肝肾阴虚,肝阳上亢证,症见头目眩晕,脑中昏愦,健忘多梦,或头疼,或耳聋目胀,呃逆,心烦不宁,或心中发热,或舌胀、言语不利,或口眼㖞斜,或半身麻木不遂,或行动脚踏不稳,时欲眩仆,或自觉头重脚轻,脚底如踏棉絮,脉弦硬而长,或寸盛尺虚,或大于常脉数倍,而毫无缓和之象。

现代运用:常用于治疗高血压、偏头痛、神经衰弱等属肝肾阴虚,肝阳上亢者。

5. 活络效灵丹

组成：当归、丹参、乳香、没药各 15 g。

用法：上药四味作汤服。若为散，一剂分四次服，温酒送下。

功用：活血祛瘀，通络止痛。

主治：气血凝滞证，症见心腹疼痛，腿痛臂痛，跌打损伤，肢体瘀肿，内外疮疡，以及癥瘕积聚等。

现代运用：常用于治疗盆腔炎、痛经、输精管结扎术后痛性结节、前列腺痛，以及糖尿病周围神经病变、糖尿病足、高脂血症、心绞痛、坐骨神经痛等疾病属气血凝滞证者。

6. 玉液汤

组成：生山药 30 g，生黄芪 15 g，知母 18 g，生鸡内金(捣细)6 g，葛根 5 g，五味子 9 g，天花粉 9 g。

用法：水煎服。

功用：益气生津，润燥止渴。

主治：消渴，症见口渴引饮，小便频数量多，或小便混浊，乏力气短，舌嫩红少津，脉细无力。

现代运用：常用于治疗糖尿病、尿崩症、慢性胃炎，以及流行性出血热多尿期等属脾肾虚弱，气虚津亏者。

7. 理冲汤

组成：生黄芪 9 g，党参 6 g，白术 6 g，生山药 15 g，天花粉 12 g，知母 12 g，三棱 9 g，莪术 9 g，生鸡内金(黄者)9 g。

用法：水煎服。

功用：补气健脾，化瘀消癥，养阴清热。

主治：气虚瘀积，阴虚内热证，症见妇女经闭不行，或产后恶露不尽，食少劳嗽。

现代运用：常用于月经不调、痛经、闭经、带下、不孕、恶露不尽、子宫肌瘤、多囊卵巢等属气虚瘀积证者。

8. 固冲汤

组成：炒白术 30 g，生黄芪 18 g，煅龙骨 24 g，煅牡蛎 24 g，山茱萸 24 g，生白芍 12 g，海螵蛸 12 g，茜草 9 g，棕榈炭 6 g，五倍子(轧细，药汁送服)1.5 g。

用法：水煎服。

功用：益气健脾，固冲摄血。

主治：脾气虚弱，冲脉不固之崩漏证，症见崩中漏下或月经过多，色淡质稀，心悸气短，腰膝酸软，舌质淡，脉细弱。

现代运用：常用于治疗功能性子宫出血、产后出血等属脾不统血、冲脉不固者。

附　医案举隅

痿 证 案

一妇人，年30余。得下痿证，两腿痿废，不能屈伸，上半身常常自汗，胸中短气，少腹下坠，小便不利，寝不能寐。延医治疗数月，病势转增。诊其脉细如丝，右手尤甚。知其系胸中大气下陷，欲为疏方。病家疑而问曰："大气下陷之说，从前医者皆未言及。然病之本源既为大气下陷，何以有种种诸证乎？"答曰：人之大气虽在胸中，实能统摄全身，今因大气下陷，全身无所统摄，肢体遂有废而不举之处，此两腿之所以痿废也。其自汗者，大气既陷，外卫之气亦虚也。其不寐者，大气既陷，神魂无所依附也。小便不利者，三焦之气化不升则不降，上焦不能如雾，下焦即不能如渎也。至于胸中短气，少腹下坠，又为大气下陷之明征也。遂治以升陷汤，生黄芪18 g，知母9 g，柴胡5 g，桔梗5 g，升麻3 g。因其自汗，加龙骨、牡蛎各15 g（皆不用煅），2剂汗止，腿稍能屈伸，诸病亦见愈。继服理郁升陷汤数剂，两腿渐能着力。然痿废既久，病在筋脉，非旦夕所能脱然。俾用舒筋通脉之品，制作丸药，久久服之，庶能痊愈。

评述：痿证是以四肢，尤以下肢痿弱无力，足不能行为主症的病证。其主要病机历代认为是肺热津伤、湿热浸淫、脾胃虚弱、肝肾亏虚等所致。而张锡纯认为本案痿证由"大气下陷"所致。所谓"大气"即宗气，积于胸中，以司呼吸，贯心脉而行气血。"此气一虚，呼吸即觉不利，而且肢体酸懒、精神昏愦，脑力心思为之顿减"。张锡纯创"升陷汤"用治痿证。方用黄芪甘温以补气升气。恐其稍温热，加知母以凉润之。柴胡、升麻辛微寒以升阳举陷，引大气下陷上升。桔梗辛苦平，善上行，以载诸药上达胸中为向导。诸药合用共奏补气升陷之功。通过补气升陷使气陷能升，统摄有权，则痿弱可解。

癥 瘕 案

奉天省议员孙益三之妇人,年四十许。自幼时有癥瘕结于下脘,历 20 余年。癥瘕之积,竟至满腹,常常作疼,心中怔忡,不能饮食,求为诊治。因思此证,久而且剧,非轻剂所能疗。幸脉有根底,犹可调治。遂投以理冲汤,生黄芪9 g,党参6 g,白术6 g,生山药15 g,天花粉12 g,知母12 g,三棱9 g,莪术9 g,生鸡内金(黄者)9 g。加水蛭9 g。恐开破之力太过,党参、生黄芪又各加3 g,加天冬9 g,以解党参、生黄芪之热。数剂后,遂能进食。服至 40 余剂,下瘀积若干,癥瘕消有强半。益三柳河人,因有事与夫人还籍,药遂停止。阅一载,腹中之积,又将复旧,复来院求为诊治。仍照前方加减,俾其补破凉热之间,与病体适宜。仍服 40 余剂,积下数块。又继服 30 余剂,瘀积大下。其中或片或块且有膜甚厚,若胞形。此时身体觉弱,而腹中甚松畅。恐瘀犹未净,又调以补正活血之药,以善其后。

评述:本案癥瘕 20 余年,病久且剧,非轻剂药所能治疗。张锡纯投以理冲汤。患者服药 40 余剂,下瘀积若干,癥瘕消减大半,本当继续治疗,但患者因故停治。一年后患者癥瘕复旧,复又诊治。张锡纯继用理冲汤 40 余剂,积下数块,又继服 30 余剂,瘀积大下。后以活血之药收功。理冲汤治妇人经闭不行,结为癥瘕。方用三棱、莪术以化瘀血,破癥瘕。黄芪、党参补气生血以护气血,与三棱、莪术为伍,使瘀血去而气血不伤,且得三棱、莪术之力,使补而不滞。山药、白术健脾补中,调补脾胃;鸡内金运脾消食,与山药、白术同用以运脾胃,生气血。天花粉、知母滋阴退热,兼治阴虚内热。诸药合用共奏补气健脾,化瘀消癥,养阴清热之功。

癫 痫 案

陈德三,山东曲阜人,年 38 岁,在天津一区充商业学校教员,得痫风兼脑充血证。因肝火素盛,又在校中任讲英文,每日登堂演说,时间过长。劳心劳力皆过度,遂得斯证。其来社求诊时,但言患痫风,或数日一发,或旬余一发,其发必以夜,亦不自觉,惟睡醒后舌边觉疼,有咬破之处,即知其睡时已发痫风,其日必精神昏愦,身体酸懒。诊其脉左右皆弦硬异常,因问其脑中发热或作疼,或兼有眩晕之时乎? 答曰:此三种病脑中皆有,余以为系痫风之连带病,故未言及耳。愚曰:非也,是子患痫风兼患脑充血也。按痫风之证,皆因脑髓神经失其所司,而有非常之变动,其脑部若充血过甚者,恒至排挤脑髓神经,使失其常司也。此证既患痫风,又兼脑部充血,则治之者自当以先治其脑部充血为急务。治以拙拟镇肝熄风汤:怀牛膝30 g,生赭石(轧细)30 g,生龙骨(捣碎)15 g,生牡蛎(捣碎)15 g,生龟板(捣碎)15 g,生白芍 15 g,玄参 15 g,天冬 15 g,川楝子(捣碎)6 g,生麦芽 6 g,茵陈 6 g,甘草 5 g。因其兼患痫风加全蜈蚣大者 3 条。盖镇肝熄风汤原为拙拟治脑充血之主方,而蜈蚣又善治痫风之要药也。前方连服 10 剂,脑部热疼眩晕皆除。惟脉仍有力,即原方略为加减,又服 10 剂则脉象和平如常矣。继再治其痫风。治以拙拟愈痫丹,日服 2 次,每次用生怀山药 15 g 煎汤送下。服药逾两月旧病未发,遂停药勿服,痫风从此愈矣。

评述: 本案癫痫,数日一发,或十余日一发,每次发作均在夜间,醒时因咬破舌边而知又发癫痫,兼脑部热痛,眩晕等症。张锡纯诊断为癫痫,兼脑部充血。因脑部充血是癫痫发病之诱因,故治疗先以镇肝熄风汤(怀牛膝、生赭石、生龙骨、生牡蛎、生龟板、生白芍、玄参、天冬、川楝子、生麦芽、茵陈、甘草)加蜈蚣 3 条,以治肝阳上亢之脑部充血,加蜈蚣以兼治痫风。患者服药 10 剂,脑部热痛,眩晕皆除,唯脉仍有力,仍用原方略为加减服用,又服 10 剂,脉象和平如常。改用愈痫丸(硫化铅、生赭石、芒硝、朱砂、青黛、白帆、黄丹)专治癫痫。患者服用 2 个月,癫痫未发,停药,癫痫从此治愈。

三 结语

张锡纯刻苦钻研,勤于实践,实事求是,勇于创新。他的理论创新有倡大气论、倡心脑相通论、倡寒温统一论,以及衷中参西说。尤其是他的衷中参西,以中医为主体,取西医所长,补中医所短,师古而不泥古,参西而不背中。他精于临床,勤于实践,治法独到,用药讲究,学验俱丰,名噪当时。成为近代医学史上著名的医学临床家,医学教育家,中西医汇通派的代表人物,近代中医学界的医学泰斗。最后用张锡纯的两句话来结束这一讲:"医虽小道,实济世活人之一端。故学医者,为身家温饱计则愿力小;为济世活人计则愿力大。"

(刘 蕊)

第十二讲
中医肾的生理及现代研究

中医学认为人体是以五脏为核心，通过经络系统，把六腑、五体、五官、九窍、四肢百骸等全身各组织器官有机地联系起来，从而构成了心、肝、脾、肺、肾五大生理体系。

肾位于腰部，脊柱两旁，左右各一。在五脏中形状最小，位置最下。中医和西医所说的肾，在形态结构方面是完全一致的。《难经·四十一难》："肾有两枚，重一斤一两。"《医贯·内经十二官论》："肾有二，精所舍也。生于脊膂十四椎下，两旁各一寸五分，形如豇豆，相并而曲附于脊。"

中医有几千年的历史，几千年前是如何发现肾脏呢？这是通过古代解剖发现的。正如《灵枢·经水》曰："夫八尺之士，皮肉在此，外可度量切循而得之，其死可解剖而视之……"可见中医古代就有解剖。从历史来看，中医解剖学比西医解剖要早，大概要领先1 500年左右。西医是在1543年，维萨里发表了《人体构造论》，才建立了人体解剖学；而中医的解剖源于公元初。

肾作为五脏之一，被历代医家称为"先天之本""生命之根""精血之海""水火之宅""阴阳之根""五脏之本""气之根""十二经脉之根""呼吸之门""三焦之源"等[《类证治裁》曰："肺为气之主，肾为气之根。"王肯堂《灵兰要览》记载肾（命门）为"十二经脉之根、呼吸之门、三焦之源"。]可见，肾在五脏之重要地位。

远古时期，我们的先人在对人体解剖的基础上、在古代科学的基础上、在对人体生理病理长期观察的基础上、在长期反复医疗实践的基础上，逐步认识到肾的生理特性，形成了中医学的肾系学说。那么，肾有哪些生理功能呢？

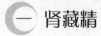 肾藏精

《素问·六节藏象论篇》曰："肾者主蛰，封藏之本，精之处也。"《素问·金匮真言论篇》曰："夫精者，身之本也。"《灵枢·经脉》曰："人始生，先成精，精成而脑髓生，骨为干，脉为营，筋为刚，肉为墙，皮肤坚而毛发长，谷入于胃，脉道以通，血气乃行。"《素问·上古天真论篇》曰："肾者主水，受五脏六腑之精而藏之。""肾藏精"是指肾脏具有摄纳、贮存、封藏精气的功能，从而使精气封藏于肾，摄纳精气不使精气无故丢失，为精气在体内充分发挥其生理作用创造了必要条件。"藏"即闭藏；"精"是构成人体和维持生命活动的基本物质，是生命之本源，也是人体生成、生长、发育，以及各种功能活动的物质基础。精的范围很广，包括了先天之精、后天之精、生殖之精、骨髓之精，以及脏腑之精等。从现代医学来看，中医的"精"包括了精子、卵子、干细胞、染色体中 DNA 分子中的有关物质，以及蛋白质、糖、核酸、激素、环核苷酸等。从精的来源来分，精有先天之精和后天之精的不同。肾脏所藏之精包括了先天之精和后天之精。"先天之精"是禀受于父母的生殖之精，与生俱来，是构成胚胎发育的原始物质，具有促进生长发育和生殖的功能；"后天之精"是来源于脾、胃等脏器化生的水谷精微，通过心、肺敷布全身，以维持人体的生命活动。后天之精包括了骨髓之精、脏腑之精等。先、后天之精都归肾脏。两者之间关系紧密，相互依存，相互为用。先天之精有赖后天之精的不断培育和充养；后天之精有赖先天之精的活力而不断化生。这就是中医学"先天生后天，后天养先天"之说。

由于肾脏所藏之精只宜固藏，不宜疏泄，所以有"肾无实证"、肾病多虚之说。"肾无实证"始见于宋代钱乙《小儿药证直诀》，他说："肾主虚，无实也。"金元时期张元素《医学启源》赞同钱乙的观点，说："肾本无实，本不可泻。"之后，《医宗必读》《杂病源流犀烛》《笔花医镜》等书中皆有"肾无实证"之说，现在《中医诊断学》（邓铁涛，2000，下同）教材中的脏腑辨证也只有肾虚证，而无肾实证。在《中医内科学》（张伯臾，1985，下同）教材"脏腑病机病证"中也说："一般而论，肾无表证与实证，肾之热属阴虚之变，肾之寒属阳虚之变。"

另外,肾藏精的生理特性是潜藏、固摄、适时排泄;若泄漏则出现遗精,以及出现蛋白尿、红细胞尿等变化。

二 肾主生长、发育与生殖

肾中精气具有促进人体生长、发育,决定人体生殖的功能。《素问·上古天真论篇》记载"帝曰:人年老而无子者,材力尽邪? 将天数然也? 岐伯曰:女子七岁肾气盛,齿更发长。二七而天癸至,任脉通,太冲脉盛,月事以时下,故有子。三七,肾气平均,故真牙生而长极。四七,筋骨坚,发长极,身体盛壮。五七,阳明脉衰,面始焦,发始堕。六七,三阳脉衰于上,面皆焦,发始白。七七,任脉虚,太冲脉衰少,天癸竭,地道不通,故形坏而无子也。丈夫八岁,肾气实,发长齿更。二八,肾气盛,天癸至,精气溢泻,阴阳和,故能有子。三八,肾气平均,筋骨劲强,故真牙生而长极。四八,筋骨隆盛,肌肉满壮。五八,肾气衰,发堕齿槁。六八,阳气衰竭于上,面焦,发鬓斑白。七八,肝气衰,筋不能动,天癸竭,精少,肾脏衰,形体皆极。八八,则齿发去。"由此可见,人体随着年龄的递增,肾中精气出现由少到盛,由盛转衰的变化,这才有了人体生、长、壮、老的自然规律。肾中精气的盛衰关系着机体生、长、壮、老、已的变化,促进着人体的生长发育和生殖。若肾中精气不足,就会影响人体的生长发育,并引起生殖功能方面的减退。所以中医治疗生长发育障碍、生殖异常、早衰等,都从调补肾中精气来治疗。现代研究表明,中医学肾主生长发育与肾上腺、性腺、生长激素等密切相关,机体生、长、壮、老、已是人体功能状态的时空渐变。这一渐变是基因随着时间的变化由密变疏、由强变弱而衰老的自然过程。补肾中药如淫羊藿等有延缓细胞衰老、延缓性腺轴衰老的作用;补肾中药有促进生长、发育,增加性腺激素含量等的作用。

肾主生殖主要是指人的性功能和生殖功能。这一功能与肾藏精相关,肾脏所藏的先天之精就是生殖发育的根本,对机体的生长发育及繁衍后代起着重要的作用。肾精充足则生殖能力强,反之则生殖能力弱。现代研究发现,肾精与细胞中基因密切相关,与肾上腺分泌的雄性激素和雌性激素密切相关。补肾中药具有改善卵巢功能、促进排卵、改善卵泡发育不良,以及提高精子数、提高精子活力、提高生育能力等作用。

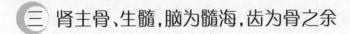

三　肾主骨、生髓，脑为髓海，齿为骨之余

《素问·宣明五气篇》曰："五脏所主……肾主骨。"《素问·六节藏象论篇》曰："肾者……其充在骨。"《素问·阴阳应象大论篇》曰："肾主骨髓。"《素问·痿论篇》曰："肾主身之骨髓。"《灵枢·经脉》曰："人始生，先成精，精成而脑髓生。"《灵枢·海论》曰："脑为髓之海。"由于骨的生长、发育、坚固，有赖于骨髓的充养，而骨髓依赖于肾精的化生，而精归肾藏，所以肾主骨、生髓。现代研究发现，肾脏分泌活性维生素 D_3，而活性维生素 D_3 是促进肠道对钙、磷的吸收，维持骨骼正常结构和功能，促进骨骼生长发育必不可少的物质。肾虚会致骨矿含量减少、骨密度降低、骨质疏松。补肾中药可以促进机体钙吸收，调节体内微量元素的平衡，改善骨的内部结构，达到防治骨质疏松的目的。

髓有骨髓、脊髓和脑髓的区分，此三者均由肾之精气所化生。"脑为髓海"，肾之精气盛衰不仅影响着骨的生长、发育，而且也影响着脊髓和脑髓的充盈与发育。脊髓上通于脑，髓聚而成脑，故"脑为髓海"。肾之精气充盈，则骨髓、脊髓、脑髓得养，骨和脑的生长发育就正常；若肾之精气不足，则骨髓、脊髓、脑髓失养，就会出现骨软无力，小儿囟门迟闭，老年人骨质脆弱，易于骨折，以及神疲倦怠，思维迟钝，脑鸣眩晕，甚则健忘痴呆等病理变化。正如《灵枢·海论》曰："髓海有余，则轻劲多力，自过其度；髓海不足，则脑转耳鸣，胫酸眩冒，目无所见，懈怠安卧。"现代研究发现，肾上腺素能促进儿茶酚胺-多巴胺的生成。而儿茶酚胺—多巴胺是脑神经的一种神经递质，多巴胺生成不足会发生脑神经病变。

齿为骨之余，齿与骨同出一源，都由肾中精气所充养。若肾之精气充沛，则牙齿坚固，不易脱落；反之肾之精气不足，则牙齿松动，易于脱落。

四　肾主一身阴阳，为人体水火之宅

肾主一身阴阳是指肾中精气具有化生、主宰和调节全身阴阳，以维持机体阴阳动态平衡的功能。所以说肾主管全身之阴阳，是五脏阴阳之根本。肾精所化生的阴、阳两种物质，就是《易经》所说的"太极生两仪"。这两种物质被称为"元阴""元阳",或"真阴""真阳",或"真水""真火",是全身阴阳之根,对各脏腑组织器官有滋养、濡润和温煦、推动的作用。"五脏之阳气,非此不能发""五脏之阴气,非此不能滋"。两者相互依存、相互制约、相互为用,维持着机体阴阳的动态平衡。若这一动态平衡被打破而又不能自行恢复,则会形成肾阴虚弱或肾阳虚弱的病理变化。肾阴虚弱,可见潮热,手足心热,眩晕耳鸣,腰膝酸软,遗精早泄等病理现象;肾阳虚弱,可见神疲倦怠,畏寒肢冷,腰膝冷痛,小便清长,遗尿失禁,以及阳痿、水肿等病理现象。

肾之阴阳如同真水真火一样内藏于肾,所以又称肾为水火之脏,肾为水火之宅。张景岳《类经图翼·大宝论》曰:"天之大宝,只此一丸红日;人之大宝,只此一息真阳。"朱丹溪《格致余论·相火论》曰:"煎熬真阴,阴虚则病,阴绝则死。"现代研究表明,肾阳虚时,下丘脑-垂体-靶腺(肾上腺皮质、甲状腺、性腺、胸腺)均有不同程度的功能紊乱、DNA 合成率降低、副交感兴奋、血浆环核苷酸系统环鸟苷酸(cyclic guanosine monophosphate, cGMP)升高、血清免疫球蛋白 G(immunoglobulin G, IgG)下降;肾阴虚时,DNA 合成率亢进、交感兴奋、血浆环核苷酸系统环腺苷酸(cyclic adenosine monophosphate, cAMP)升高、血清免疫球蛋白 M(immunoglobulin M, IgM)升高等。此外,西医学中肾脏的部分内分泌功能,如分泌的肾素、前列腺素、激肽等当涵盖在中医肾主一身之阴阳。

由于肾阴肾阳是各脏腑阴阳之本,所以肾之阴阳失调会导致其他各脏腑阴阳失调。反之,其他脏腑阴阳失调,日久也必累及于肾,导致肾之阴阳失调。这就产生了中医学"穷必及肾"的理论。"穷必及肾"出自《景岳全书·虚损》的"五脏之伤,穷必及肾"。"穷必及肾"是说其他脏腑疾病,日久不愈,最终会累及于肾,形成肾病。事实就是如此,在现代临床上常见的高血压日久引起的肾损害、糖尿病日久引起的肾病、乙型肝炎日久引起的肾病等,都是他脏疾病日久不愈而引发肾病的。

五 肾为先天之本,为生命之根

肾为先天之本,首见于《医宗必读》。李中梓《医宗必读·肾为先天之本脾为后天之本论》曰:"婴儿初生,先生两肾……故曰先天之本在肾。"肾为先天之本是与脾为后天之本相对而言的。先天是指胚胎在母体孕育阶段。《灵枢·

决气》曰："两神相搏，合而成形，常先身生，是谓精。"《灵枢·经脉》曰："人始生，先成精，精成而脑髓生，骨为干，脉为营，筋为刚，肉为墙，皮肤坚而毛发长。"由此可见，"先天"是指禀受于父母的"两神相搏"之精。"本"者本于精，为人体生命之本原，为生命之根本。肾为先天之本，是指肾脏所藏的先天之精，源于父母，是构成人体和维持生命活动的原始物质，是生命之本源，是决定人体先天禀赋强弱、生长发育迟速，以及脏腑功能盛衰的根本。所以前人把肾称之为先天，或称之为肾主先天、肾为先天之本。在临床过程中对身体虚弱，免疫功能低下，反复感冒、感染的人，在使用玉屏风散、薯蓣丸等疗效不佳时，可以考虑应用补肾之法治疗以提高疗效。

六 肾精生血

《景岳全书·虚损》曰："肾为精血之海。"《病机沙篆》曰："血之源在肾。"《诸病源候论》曰："肾藏精，精者，血之所成也。"肾藏精，精生血。机体血液的生成与脾胃有关，脾胃为气血生化之源。但肾与血液的化生也有着非常密切的关系，肾精也是生血的重要途径。肾精充足，血液生化有源，则血液充盈，面色红润光泽，头发茂密润泽，筋骨强劲；反之，肾精亏虚，血液生化无源，则血液亏虚，出现颜面色淡少华或萎黄不泽，指甲苍白或现反甲，头发脱落、稀疏等血虚表现。现代研究发现，肾脏分泌促红细胞生成素，促进骨髓造血，刺激骨髓中红细胞的生长，维持正常的红细胞生成，以防止贫血。补肾中药（熟地黄、山茱萸、补骨脂、制何首乌等）可以提高骨髓核细胞、红细胞数和血红蛋白含量，促进机体造血。

七 肾主水

肾主水是指肾脏有主持和调节人体水液代谢，以维持体内水液平衡的作用。肾主水的这一功能是靠肾中阳气的蒸腾气化功能来实现的，故中医称"肾为水脏"。《素问·逆调论篇》曰："肾者水脏，主津液。"肾主水的功能主要体现在以下三个方面：一是生成、排泄尿液和代谢废物；二是吸收利用浊中之清的津液；三是调节机体水液代谢的平衡，将浊中之清者吸收、上升，以输布全身，将浊中之浊者下降至膀胱以排出体外。从而维持着人体水液代谢的平衡。可见,肾主水的功能贯穿于水液代谢的全过程。肾脏是一个排水、排毒、调控水液的重要脏器。

"肾主开阖"是肾主水功能的重要方面。"开",是指把水液代谢废物输出、排出体外;"阖",是指把水液代谢的浊中之清者吸收利用、把浊中之浊者留于膀胱,以备适时排泄。可见,肾对机体水液代谢的潴留与排泄,主要靠肾的开阖功能,而这一开阖功能是靠肾中阳气的气化功能来实现的。肾中阳气充盛,气化功能正常,则肾开阖协调,水液代谢正常。若肾中阳气不足,气化功能失常,则开阖功能失常,就会发生尿少、水肿等病理变化。所以《素问·水热穴论》曰:"肾者,胃之关也,关门不利,故聚水而从其类也。上下溢于皮肤,故为胕肿。胕肿者,聚水而生病也。"肾中阳气不足,亦可引起气不化水,而发生小便清长、尿量增多等病理变化。

西医学认为肾脏有三大基本功能。

(1)生成尿液、排泄代谢产物:机体在新陈代谢过程中产生多种代谢产物,绝大部分可通过肾小球滤过、肾小管的分泌,随尿液排出体外。

(2)维持体液平衡及体内酸碱平衡:肾脏通过肾小球的滤过、肾小管的重吸收及分泌功能,排出体内多余的水分,调节酸碱平衡,维持内环境的稳定。

(3)内分泌功能

1)分泌肾素、前列腺素、激肽。通过肾素-血管紧张素-醛固酮系统和激肽-缓激肽-前列腺素系统来调节血压。

2)分泌促红细胞生成素,刺激骨髓造血。

3)分泌活性维生素 D_3,调节钙磷代谢。

4)许多内分泌激素降解场所,如胰岛素、胃肠激素等。当肾功能不全时,这些激素的 T1/2 明显延长,从而引起代谢紊乱。

现代研究发现,肾上腺分泌的糖皮质激素能增加肾小球滤过率及肾小管回吸收钠、排泄钾、抑制抗利尿激素释放。肾阳虚患者,水通道蛋白含量下降(水通道蛋白是转运水的整合蛋白质,对机体水液平衡起决定性作用)。

八 肾主纳气

"纳",即固摄、受纳之意。肾主纳气,是说肾有摄纳肺所吸入的清气,维持呼吸深长,保证体内外气体正常交换的功能。《难经·四难》曰:"呼出心与肺,吸入肾与肝。"《类证治裁·喘症》曰:"肺为气之主,肾为气之根。肺主出气,肾主纳气。"肾在呼吸过程中发挥着重要的调节作用。呼吸由肺所主,但必须依赖肾的摄纳,才能完成正常的出纳升降。在呼吸过程中,只有肾中精气充盛,纳气正常,则呼吸才能均匀和调。如果肾之精气不足,纳气功能减弱,摄纳无权,则会出现哮喘、呼多吸少、动辄气喘、呼吸表浅,以及咳嗽等病理变化。也正因于此,在治疗肺气肿、支气管哮喘时,原则上是"发时治肺,平时治肾"。现代研究发现,肾分泌的前列腺素 E 可扩张支气管,提高肺血循环量及速度,有利于肺的气体交换和组织的气体代谢。肾上腺素可使支气管平滑肌迅速舒张,达到缓解支气管痉挛、治疗支气管哮喘的作用。肾主纳气不单关系到呼吸,更重要的是通过肾主纳气,使气体在体内得以充分交换,实现更充分的新陈代谢。

九　肾开窍于耳

"窍",孔窍。肾开窍于耳,是指耳为肾窍,肾在窍为耳,肾主管着耳的功能。《素问·阴阳应象大论篇》曰:"肾主耳……在窍为耳。"《灵枢·脉度》曰:"肾气通于耳,肾和则耳能闻五音矣。"《中藏经》曰:"肾者精神之舍,性命之根,外通于耳。"听觉的灵敏与否,与肾之精气的盈亏密切相关。肾之精气充盈,耳窍得养,则听觉灵敏,耳的功能正常;反之,肾之精气不足,耳窍失养,则会听力减退、耳鸣、耳聋。人体随着年龄步入老年,肾之精气不足,听力也每多减退。现代研究发现,肾上腺分泌的皮质激素有增强内耳细胞 ATP 酶活性和促进细胞氧化的代谢过程;晚期肾衰竭患者多有耳鸣、耳聋;肾透析和肾移植患者多有听力损失;耳毒性抗生素对肾脏大多都有毒性,以及抑制肾功能的利尿剂也能引起耳蜗损伤等。

十　肾开窍于二阴

二阴,指前、后二阴。前阴即尿道(包括外生殖器),后阴即肛门。男女前阴有别:男性的前阴有排尿和生殖的功能,女性的前阴有排尿、排出月经和娩出胎儿的功能。后阴是排泄粪便的通道。肾开窍于二阴,是指肾主管着二阴的功能,即大便、小便、生殖,以及女性月经排泄等。《素问·金匮真言论篇》曰:"北方黑色,入通于肾……开窍于二阴。"正常情况下,肾之精气充盈,气化功能正常,则二便正常,男性亦能正常排出精液,女性可以正常排出月经和正常娩出胎儿。反之,肾之精气不足,气化功能失常,则会出现二便异常,如尿急、尿频、遗尿、尿失禁、尿少、尿闭、泄泻、便秘,以及男子遗精、女子月经不调等病理变化。所以说肾开窍于二阴。

十一 肾在志为恐

"恐",即恐惧、害怕,是人们对事物惧怕时所产生的一种精神状态,它对机体的生理功能会产生不良的刺激。肾在志为恐,是指肾与机体精神情志的恐惧关系密切。肾之精气充沛,则无畏、勇敢;肾之精气不足,则恐惧、害怕。《素问·阴阳应象大论篇》曰:"在脏为肾……在志为恐……恐伤肾,思胜恐。"《素问·举痛论篇》曰:"恐则气下……恐则精却,却则上焦闭,闭则气还,还则下焦胀,故气不行矣。"《素问·五运行大论篇》曰:"恐伤肾"。由此可见,肾与恐关系密切。肾之精气不足会产生恐惧、害怕的心理状态;而突然、强烈或长期的恐惧、害怕也会伤及于肾,致肾精亏虚。恐伤肾会使肾气不固,肾气下陷,表现出二便失禁、遗精滑泄、两腿酸软,甚者,人受到严重恐吓,还会突然昏厥,不省人事,更严重的还会引起死亡。之所以会有这些病理表现,与肾的功能有关。肾藏精、主水、主骨、生髓,脑为髓海,肾开窍于二阴,肾的精气充足,这些功能正常。一旦过于恐惧,伤及于肾,致使肾的精气不足,肾气不固,肾气下陷就会出现上述病理表现。所以,临床上治疗因恐吓所致的二便失禁、遗精滑泄,以及人易于恐惧、胆小害怕等病症常用补肾法治疗。现代研究发现,恐吓后能造成大鼠生殖力大幅下降、免疫器官萎缩、免疫水平下降等。

十二 肾在液为唾

"唾",为口中津液之稠者。肾经有一条络脉上挟舌本,通舌下廉泉、玉英二穴,肾之精气上荣而为唾。所以,唾为肾液,肾在液为唾。《素问·宣明五气篇》曰："五脏化液……肾为唾。"因唾为肾之精气所化，所以将唾咽而不吐，又有滋养肾之精气的作用。古代导引家主张舌抵上颚，待津唾渗出至满口后再咽之，以养肾精。反之，若多唾、久唾，将唾吐出，则会耗伤肾之精气。现代临床上对干燥综合征、糖尿病、尿崩症所致的口干燥，从肾治疗的意义就在于此。

十三 肾其华在发，发为血之余

"发"，即头发。肾其华在发是指头发的生长及荣枯能反映肾中精气的盛衰。由于头发的营养来源于血，所以有"发为血之余"之说，而肾主藏精，精能化血，头发的营养来源于血，但生机却根源于肾，所以说肾其华在发。《素问·六节藏象论篇》曰："肾者……其华在发。"由于头发的生长、营养全赖精和血，所以精血旺盛，则头发茂密而有光泽。反之，精血虚衰，则头发枯萎，少白而多脱。现代临床上中医学对脱发、白发、发枯的治疗仍多从肾论治。现代研究发现，肾小管对氨基酸（胱氨酸）重吸收不及，或代谢不及，直接影响发的生长。

十四 肾为作强之官

《素问·灵兰秘典论篇》曰："肾者，作强之官，技巧出焉。"其中"作强"，指精力充沛，强于作用；"伎巧"，指精巧灵敏。王冰注："强于作用，故曰作强。"张志聪注："肾藏志，志立则强于作用，能作用于内，则技巧施于外矣。"马莳注："惟肾为能作强，而男女构精，人物化生，伎巧从是而出。"由此可见，肾主管人体的生殖、形体的健壮、运动的强劲、动作的敏捷、智力的聪慧。所以肾之精气旺盛，则生殖力强、身强体壮、精力充沛、行动灵敏、聪明伶俐。反之，肾之精气虚衰，则出现生殖力弱、驼背弯腰、精疲力竭、行动迟缓、呆头呆脑等。这就是现代临床上，对老年特发性震颤、阿尔茨海默病等的治疗多采用补肾息风法的意义所在。

十五 肾应冬

"应"，指应当、顺应之意。"冬"，即冬季。肾应冬，是指肾在一年四季中与冬季相顺应。《素问·六节藏象论篇》曰:"肾者,主蛰,封藏之本,精之处也……为阴中之少阴,通于冬气。"《素问·脏气法时论篇》曰:"肾主冬……病在肾,愈在春;春不愈,甚于长夏;长夏不死,持于秋,起于冬。"人生活在自然界,自然界存在着人类赖以生存的条件,人体通过自身调节以适应自然气候和环境的变化,保持着与自然界的协调统一,即"天人合一"。在冬季,肾的生理特性与冬季闭藏相顺应。冬季气候寒冷,自然万物静谧闭藏,而肾为水脏,主藏精,封藏之本。所以肾气与冬气同气相求。由于肾应冬,所以冬季养生更为注重养肾、更注重封藏;由于肾应冬,所以冬季治病才更强调扶正补虚,固摄精气;由于肾应冬,阳气蛰伏,所以冬季生殖也处于低潮等。

十六 结语

中医之肾在五脏中位置最下、形体最小,但功能最广。中医的肾在西医学中除了有泌尿、内分泌、遗传、免疫、造血等功能作用外,还与生长、发育、生殖、呼吸等功能密切相关。所以中医肾病可见于多种西医疾病:① 肾病,如原发性肾小球疾病、尿路感染、间质性肾炎、肾小管疾病、急性肾衰竭、慢性肾衰竭等。② 内分泌疾病,如甲状腺功能减退或亢进、糖尿病、尿崩症等。③ 男科、妇科疾病,如性功能障碍、前列腺疾病、卵巢疾病、不孕不育症等。④ 免疫系统疾病,如系统性红斑狼疮、强直性脊柱炎、干燥综合征等。⑤ 血液系统疾病,如肾性贫血、再生障碍性贫血、原发性血小板减少性紫癜、过敏性紫癜等。⑥ 骨骼系统疾病,如骨质疏松、腰椎间盘突出、颈椎病、慢性骨髓炎等。⑦ 神经系统疾病,如重症肌无力、眩晕、耳鸣、耳聋、阿尔茨海默病等。⑧ 呼吸系统疾病,如支气管哮喘、肺气肿等。

（安艳秋　王苗苗）

第十三讲
论肾与升降出入

《素问·六微旨大论篇》曰："出入废则神机化灭,升降息则气立孤危。故非出入,则无以生长壮老已;非升降,则无以生长化收藏。是以升降出入,无器不有。故器者生化之宇,器散则分之,生化息矣。故无不出入,无不升降。"这里的"器"指宇宙万物,大至宇宙空间,小至形体脏腑器官。可见,无论人体,还是宇宙万物都有着共同的生存形式,就是气机的升降出入运动。万物都在运动,宇宙万物是恒动的,没有不运动的物质,运动是宇宙万物存在和发展的根本,而运动的基本形式是升降出入。升降出入是宇宙万物生命活动的本源和象征,所以,一旦物体的升降出入停止,也就意味着生命活动的终结。

一 气与升降出入

气是运动着的极细微的物质,是宇宙之本源,是构成人体最基本的物质,也是维持人体生命活动最基本的物质。气具有运动的特性,升降出入就是气运动的基本形式。天地万物的发生发展,以及运动变化等都源于气的气化作用。所以《论衡·自然》曰:"天地合气,万物自生。"

中医学之气,种类繁多,但归纳起来,可分为两类,即正气与邪气。中医学认为,疾病的过程就是正气和邪气相争的过程。其中正气简称"正",是指人体的抗病能力、康复能力,以及人体各种功能活动的总和。气有元气、宗气、卫气、营气,以及脏腑、经络功能之气等。气是构成人体的基本物质,是维持人体生命活动的基本物质,是精神意识思维活动的基本物质,是不断运动着的精微物质。气具有防御疾病,激发促进人体各脏腑组织器官功能,推动血液、水液等的新陈代谢,温煦人体,以及营养人体各脏腑组织器官等的功能。气的这些功能是永恒的,这些功能存在于人体生命活动的全过程。邪气,简称"邪",是各种致病因素的总称,包括存在于外界的,或由体内所产生的各种致病因素,如六淫、疫疠、内生五邪,以及内生的痰饮、瘀血、浊毒、结石等致病因素。疾病的过程就是正气与邪气的相争过程。

"升降出入"出自《素问·六微旨大论篇》,是指气运动的四种基本形式,即气的升、降、出、入运动。所谓"升",是指气由下而上的运行;所谓"降",是指气由上而下的运行;所谓"出",是指气由内而外的运行;所谓"入",是指气由外而内的运行。存在于自然界中和人体生命活动中的气,无时无刻处在不断的运动变化之中,这就是气的升降出入。气的升降出入既是气运动的基本形式,也是生命活动的根本;既促进了机体的新陈代谢,也维持了机体的生命活动。所以,人体只有升降出入运动正常,新陈代谢和生命活动才能正常;若升降出入运动失常,就会出现各种病理变化,疾病就会产生;若升降出入运动停止,则人体的生命活动也随之终止。

(一) 升降出入是天人合一的基本条件

人生活在自然界,自然界存在着人类赖以生存的条件,并能在一定的限度内,与自然界保持协调统一,成为人与自然息息相通的统一体,即"天人合一"。而这一天人合一就是建立在气的升降出入协调统一的基础上。《素问·阴阳应象大论篇》曰:"故清阳为天,浊阴为地;地气上为云,天气下为雨;雨出地气,云出天气。故清阳出上窍,浊阴出下窍;清阳发腠理,浊阴走五脏;清阳实四肢,浊阴归六腑……天有四时五行,以生长收藏,以生寒暑燥湿风。人有五脏化五气,以生喜怒悲忧恐。"这说明人与自然是"天人合一"的关系。而自然万物的化生,都是气的升降出入、相互作用的结果。

《素问·六微旨大论篇》说:"气之升降,天地之更用也……升已而降,降者谓天;降已而升,升者谓地。天气下降,气流于地,地气上升,气腾于天,故高下相召,升降相因,而变化作矣。"此处说明气的升降出入是气体运动的基本形式,凡物皆有。天地之气有升有降,有出有入。人与天地相合,升降出入与自然界息息相关,也可以说,气的升降出入推动着自然万物的发展和变化,也是自然万物新陈代谢的必然过程,当然也是人体生命活动的基本形式。

天地人本源于一气，天人合一最重要的体现就是"气交"。"气交"出自《素问·六微旨大论篇》，是指天气下降，地气上升，天地之气相交之处。人生活在"气交"之中。《素问·六微旨大论篇》曰："何谓气交？岐伯曰：上下之位，气交之中，人之居也。故曰：天枢之上，天气主之；天枢之下，地气主之；气交之分，人气从之，万物由之。此之谓也。"人与万物，生于天地气交之中，自然界一年有春夏秋冬四季，人从之有生长壮老，万物从之有生长收藏。人虽有自身的运动形式，但基本的运动形式仍是升降出入。这与天地万物相同、相通。所以说，有升降出入才有天地运行，万物化生；有升降出入才有人类生命，功能活动；有升降出入才有肾的功能，升清降浊。

（二）升降出入是人体生理功能的表现形式

升降出入是人体生命活动的基本形式，是人体新陈代谢功能的基本形式，是人体脏腑功能的基本形式，是人体经络功能的基本形式。人体的各种生理功能都是通过升降出入来完成的，通过不断地升降出入，才能使机体生命活动维持着动态平衡，从而保证生命活动的正常进行。例如，人类赖以生存的体内外气体交换，即人体内之气与自然界之气的交换——吸清呼浊。人体通过呼吸，呼出体内的浊气，吸入自然界之清气。这一呼吸过程就是气的升降出入过程。人类赖以生存的食物的消化、吸收、输布和新陈代谢过程：在食物消化吸收输布的过程中，食物经过胃的腐熟后，下输小肠，小肠分清泌浊，将浊的部分传入大肠，大肠将其化为粪便排出体外，而将清的部分吸收，由脾上输于心肺，敷布周身，发挥营养作用。整个消化吸收输布过程都是通过升降出入来完成的。在水液代谢过程中，《素问·经脉别论篇》曰："饮入于胃，游溢精气，上输于脾。脾气散精，上归于肺。通调水道，下输膀胱。水精四布，五经并行。"其中脾气通过升清，将从胃吸收来的水液上输于肺，肺气将脾输送来的水液分为两部分：将清中之清输布全身；将清中之浊下输膀胱。这一代谢过程也是通过升降出入而实现的。再如，五脏的功能活动：肺主宣发与肃降；脾主升清，胃主下降，脾胃为气机升降之枢纽；肝主升发，胆主降泄，肝胆升降相宜；心主血脉，有升有降；肾主水，泌别清浊，升清降浊；以及五脏之间，心火下降与肾水上济的心肾相交、肝主升发与肺主肃降的疏利三焦和通调水道等，都是气机升降出入的体现。总之，升降出入促进了人体的新陈代谢，维持了正常的生命活动。

（三）升降出入是人体病理变化的核心病机

人体升降出入协调有序是维持人体正常生命活动的基本条件，是人体健康的标志，贯穿于生命的全过程，一旦升降出入的协调平衡状态失常，就会出现各种病理变化，从而发生疾病。一旦升降出入止息，则生命活动也就终止。

疾病的发生、发展和变化取决于升降出入的协调平衡失常状态。不同的升降出入失常则出现不同的病理变化。由于人体升降出入失常多种多样，所以病理变化也十分复杂，但基本的病机变化都不外升降失常。其中，升失常包括升发不及和升发太过；降失常包括降泄不及和降泄太过；升降失常包括升与降、出与入的复合失常。凡外感之病，病位在表，邪气或由表入里，或由里出表，当以出入为纲；内伤之病，病位在里，或因七情、饮食、劳逸所伤，脏腑气机升降失调，当以升降为要。一般而言，升不及与降太过多为虚证；升太过与降不及多属实证；升降失常多为虚实错杂证。

内伤之病，脏腑气机升降失常，百病由生。由于任何一个脏腑组织器官出现升降失常的异常变化，都会造成疾病发生，所以脏腑气机升降失常所致疾病繁多。疾病种类虽然繁多，但又不外虚实两端：虚者，因脏腑、经络等虚弱不足，以致失其正常的升清降浊之职所致；实者，因气、水、湿、痰、浊、热、毒等邪郁积，或血行瘀滞、经络瘀阻，以致脏腑气机不能正常升降所致。张仲景的《金匮要略》曰："五脏元真通畅，人即安和。""五脏"是内脏之总称。"元真"指真元之气，是人体生命活动的原动力。"通畅"指气通无阻之意。意思是如果内脏真元之气畅通无阻，气机升降才能协调有序，人体才能维持正常的健康状态；反之，内脏真元之气畅通受阻，气机升降失常，机体就会出现病理变化，百病始生。如清气不升者，出现神疲乏力、眩晕耳鸣、气短懒言、自汗、脱肛、阴挺、腹胀、泄泻、二便失禁、遗精等；浊气不降者，出现咳嗽、哮喘、嗳气、呃逆、呕吐、便秘、尿浊、癃闭等。

（四）升降出入是治病用药总的纲领

升降出入是百病纲领，也是治病用药之总纲。中医治病用药讲究升降浮沉，升降气机便是治病用药之总纲。凡六经辨治、卫气营血辨治、三焦辨治、脏腑辨治、气血津液辨治等，法都不外乎升降出入。

内伤疾病，当依据脏腑气机升降失常所属，依证立法。例如，肺失宣降者宜宣降肺气;心血瘀阻者宜升降气机,活血化瘀;胃气不降者宜和降胃气;脾虚气陷者宜补气升提;肾虚水肿者宜补肾利水;肝郁气滞者宜疏肝解郁等。升降气机之大法,可分为升法、降法和升降并举法。升法,是通过升散、升阳、升清、止泻、止遗,以祛邪外出、升提气机、引药上行、涩肠止泻、涩精止遗等的治法,适用于邪遏肌表、头面疾病、气升不及、气虚下陷、久泻久痢、滑精遗尿、小便失禁等病证。降法,是通过泄下、消导、消散、降气、利水,以通泄大便、消食导滞、消散郁积、和降逆气、利水消肿等的一种治法,适用于各种里实证、大便秘结、食积停滞、癥积肿块、肺气上逆、胃气上逆、肝气上逆、水肿等病证。升降并举法,是通过升法与降法并施,以疏利气机、疏通三焦、交通心肾、调和脏腑、调和气血等的一种治法,适用于疑难杂病、病情复杂的慢性疾病等升降失常的病证。此外,补阳宜升法、补阴宜降法、欲降先升法、欲升先降法,以及升降反佐法等也在内伤疾病中常用。

历代名医创立的升清降浊名方很多,诸如张仲景的半夏泻心汤辛开苦降、小青龙汤辛散酸收;李杲的补中益气汤加黄柏、知母升中有降;张介宾的济川煎以升助通降;张时彻的定喘汤以宣肺降气;秦景明的丁香柿蒂汤以降逆止呃;韩懋的交泰丸升阳降火;杨璿的升降散以升清降浊,透达郁热;王清任的血府逐瘀汤以升降气机,活血祛瘀;张锡纯的镇肝熄风汤以镇肝息风,滋阴潜阳等。

二 肾脏与升降出入

升降出入是肾脏功能的重要表现形式,也是肾脏参与人体新陈代谢过程的重要体现。中医的肾脏与西医肾脏是指同一脏器,只是认识的角度和方法不同,而出现了一定的区别,但其实质是一致的。升降出入无论对中医肾的生理功能认识、对阐释肾病的病理变化、对指导中医临床治疗肾病,还是诠释中医对西医学肾脏的生理、病理,以及指导中医治疗西医学的肾病等,都具有重要的意义。

(一)肾脏的生理功能与升降出入

中西医肾脏生理功能(表13-1)。中医之肾在五脏中位置最低,形态最小,但其作用范围最广,是决定着人的生育繁衍,以及"生、长、壮、老、已"的重要脏器。

表 13 - 1 肾脏生理功能

中医肾脏生理功能	西医肾脏生理功能
肾主水;肾藏精;肾主生长、发育和生殖;肾主骨、生髓(脑为髓海、齿为骨之余);肾主一身阴阳,为人体水火之宅;肾为先天之本,为生命之根;肾精生血;肾主纳气;肾开窍于耳、肾开窍于二阴;肾在志为恐、肾在液为唾、肾其华在发;肾为作强之官;肾应冬。	(1) 生成尿液,排泄代谢废物。 　(2) 维持体液平衡及体内酸碱平衡。 　(3) 内分泌功能:① 分泌肾素、前列腺素、激肽;② 分泌促红细胞生成素;③ 分泌活性维生素 D_3;④ 多种内分泌激素降解场所(胰岛素、胃肠激素等)。

　　而肾脏的这些生理功能表现形式都是通过升降出入来完成的(图 13 - 1)。就中医肾的生理功能来说,肾主水是肾脏主要的生理功能之一。在人体水液代谢过程中需要多个脏腑参与,相互协同,共同完成人体正常的水液代谢。中医学认为,水饮入胃,游溢精气,由脾转输上于肺,肺通调水道,通过宣发和肃降作用,将水液之清者输送全身;将水液之浊者通过三焦、皮肤、小肠、大肠、肾与膀胱等化为汗液、尿液、粪便和气等,分别从皮肤汗孔、尿道、肠道和呼吸道排出体外,从而维持了体内水液代谢的平衡。这一代谢过程就是通过升降出入来完成的。肾接收肺、脾转输送来的水液进一步泌别清浊,将浊中之清者通过肾的蒸腾气化,以三焦为通道输送到全身;将浊中之浊者下降于膀胱,通过膀胱的气化排出体外。只有肾的泌别清浊、升清降浊功能正常,人体之水液代谢才能正常布散、排泄,才能维持人体正常的水液代谢。例如,肾主藏精,不仅是藏,而是藏中有适时之泻,是调控,如《素问·上古天真论篇》曰:"女子二七天癸至,任脉通,太冲脉盛,月事以时下……丈夫二八,肾气盛,天癸至,精气

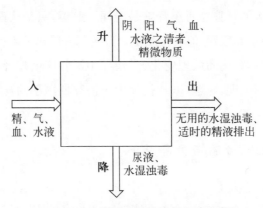

图 13 - 1 肾脏生理升降出入示意图

溢泻。"肾藏精的生理特性是潜藏、固摄,适时排泄;若失于封藏而泄漏则出现遗精。可见肾藏精的功能也是通过升降出入来完成的。

就西医肾脏排泄代谢产物而言,肾脏接收血管内外包含营养物质和代谢产物的水液,经肾小球的滤过,肾小管的回收,再利用,将剩余的含代谢产物的水液化为尿液排出体外。其中接收的血管内外的水液是"入"。肾小管的回收、再利用是"升"。将尿液排出是"降"和"出"等,可见,西医所述的这些生理功能也是通过升降出入的形式来完成的。

(二) 肾病的基本病机与升降出入

肾病有哪些? 中医和西医对肾病的不同认识,见表13-2。

表13-2 肾脏的疾病

中医肾病	西医肾病
水肿、风水、淋证、尿浊、癃闭、肾风、关格、溺毒、肾积、肾劳、虚劳、多尿、遗尿、小便失禁、尿少、尿闭、不育、阳痿、早泄、遗精、五迟、五软、性早熟、血精、痴呆、健忘、耳鸣、耳聋、喘证、五更泄、便秘、惊恐、脱发、白发等。	(1) 原发性肾小球疾病(急性肾小球肾炎、急进性肾小球肾炎、肾病综合征、慢性肾小球肾炎、隐匿性肾小球肾炎、IgA 肾病等)。 (2) 继发性肾小球肾炎(系统性红斑狼疮性肾病、过敏性紫癜性肾炎、糖尿病肾病、乙型肝炎相关性肾病等)。 (3) 尿路感染性疾病。 (4) 肾小管间质疾病。 (5) 肾血管性损害。 (6) 肾小管疾病。 (7) 肾结石。 (8) 肾衰竭。

在这些疾病中,其基本的病理变化都是升降出入失常(图13-2)。就中医疾病来说,如水肿病,其基本病理变化就是肾主水功能失司,水液的浊中之清不升、浊中之浊不能下降排出,以致水湿停留,泛溢肌肤,而发水肿。可见,水肿是由水液代谢升降出入失常所致。再如关格,它的基本病理变化是肾失开阖之职,升降出入逆乱,水湿浊毒等不能下降从尿排出,而为"关";因水湿浊毒不降,中焦气机受阻,胃气不能和降而上逆,而发胸脘痞满,恶心呕吐,口中尿味等症,为之"格"。另外,关格多见面色少华,肢体乏力等症,则是肾脏失于调控不能升发精微所致。可见关格也是肾脏失于升清降浊所致。临床上,清气

不升与浊邪不降是相互关联的,也是互为因果的。清气不升则浊邪不降,浊邪不降也能导致清气不升。

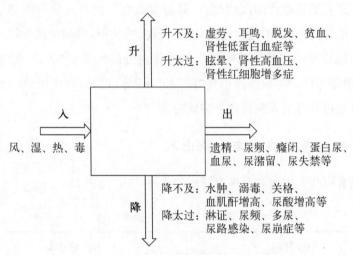

图 13 - 2　肾脏气的升降出入示意图

肾病的中医病机是这样,西医病理也是这样。例如,肾病早期,或因外邪循经伤肾,或因他脏有病,穷必及肾,致肾的升清降浊功能失常、封藏失司,清气当升不升而下降、浊气当降不降而上逆、精微当藏不藏而反漏出、浊邪当泄不泄而反留体内,从而表现出水肿、尿少、尿黄、蛋白尿、红细胞尿,以及高血压等,随着升降失常由轻到重,肾脏的病情也由轻转重。随着邪气的留滞,阻遏气血的运行,或因肾虚,血行无力,致肾络瘀阻,肾进一步失其泌别清浊、升清降浊之职,则病情就会进一步加重。

病至中期,因病情迁延,因实致虚,又因虚致实,形成本虚标实、虚实错杂的状态,以致肾的升降出入失常进一步加重。因实致虚者,实邪伤及肾之阴、阳、气、血,致阴、阳、气、血虚弱;因虚致实者,因肾虚失其主水、开阖之职,以致水湿停留,蕴结日久化热、化毒,久病入络,瘀血内生。而虚实之间,正虚则升降出入失常,水湿毒瘀诸邪进一步产生;而水湿毒瘀产生后又反过来伤及正气,影响脏腑功能,阻碍气机升降出入,形成恶性循环,互为因果。所以,通常病程越久,病情越复杂,疾病也越重。

病至晚期,病情更重,肾的升降出入失常更为严重,实则浊毒为甚,瘀血更重,虚则多脏器虚衰,肾的阴阳气血复合虚弱,功能活动衰退,病情更重。以慢性肾衰竭为例：慢性肾衰竭是由肾病日久，或其他疾病得不到有效控制，日久伤肾，造成肾脏虚衰，升降出入逆乱，水湿毒瘀等诸邪留滞；而肾脏虚衰、肾之阴阳气血虚弱严重，失其主水、主开阖等职，而发生溺毒、关格等严重疾病。表现出清气不升，面色淡而无华、贫血，少气懒言，肢体困倦，或畏寒肢冷，形体消瘦，夜尿频多，以及蛋白尿、血尿等精微物质下泄漏出，并会影响其他脏器。影响心则心悸气短；影响肺则咳嗽气喘；影响脾则纳少腹胀；影响肝则眩晕太息等。表现出浊气不降，少尿，或无尿，癃闭，胸脘痞满，恶心呕吐，口中尿味，水肿胀满，大便不通，肌肤甲错，皮肤瘙痒，以及现代医学生化检查示血肌酐、尿素氮、尿酸等毒素增高。可见，在慢性肾衰竭病变过程中，无论因虚起源，还是因实加重，或是虚实夹杂而成，均离不开脏腑气机运行障碍、气机升降失常这一基本的病理环节。临床上清气不升与浊邪不降不仅是相互关联的，也是互为因果的。清气不升则浊邪不降，浊邪不降也能导致清气不升，最终造成饮食水谷无法摄入，水湿浊毒不能排出，形成危重局面。所以《素问·六微旨大论篇》曰："出入废则神机化灭，升降息则气立孤危。"

此外，"肾无实证"说广泛流传于中医界，错误甚大，以致现在的《中医诊断学》教材中关于脏腑辨证也只有肾虚证；在《中医内科学》教材中关于脏腑病机病证也说："一般而论，肾无表证与实证，肾之热属阴虚之变，肾之寒属阳虚之变。"谬哉！谬哉！"肾无实证"说严重禁锢了中医对肾病的辨证思路，极大影响了中医对肾病的正确治疗。《素问·调经论篇》曰："百病之生，皆有虚实。"五脏六腑皆有虚实，肾脏怎能例外，而只虚不实！《灵枢·本神》也明确指出肾实，曰："肾气虚则厥，实则胀。"中医也早有"肾风""肾积""肾着""肾水"，以及热扰精室之遗精、风邪内舍之风水、湿热蕴结之尿浊、湿毒壅阻之关格等，这都是肾实证。再从现代临床看，无论原发性肾小球病、继发性肾小球病、尿路感染，以及肾结石等，中医辨证都有实证。所有这些都充分肯定了肾实证的客观存在。

（三）肾病的基本治法与升清降浊

升清降浊法，是运用具有升清作用和降浊作用的药物，以治疗机体升降失常病证的方法，适用于清气不升而下泄、浊气不降而上逆、精微不藏而漏出、浊邪不泄而留滞的病证。肾病的基本病机是升降失常、开阖失度，所以基本治法是升清降浊。升清降浊法不仅适用于中医肾病的治疗,而且适用于中医对西医肾病的治疗。一般而言,肾病早期,病情多是以邪实为主,正虚为次,以致升降失常,所以治疗当以祛邪为主,兼以扶正,升清降浊。祛邪之法,多以利水消肿、清化湿热、清热解毒等降泄为主,以轻清透热、透邪为辅。常用之法是"轻清透邪,利水消肿,以降泄为主"。肾病中期,病情多是邪实正虚,本虚标实,虚实错杂,升降失司,所以治疗当扶正祛邪,攻补兼施,升清降浊。祛邪之法多以利水化湿、活血化瘀、清热解毒以降浊。扶正之法多以补气、养阴、温阳,以及补益气阴以升清。所以,肾病中期的治疗方法多是"攻补兼施,升降并重"。肾病晚期,病情多是脏器虚衰,升降逆乱,邪实正衰,所以治疗当补虚泻实,扶正祛邪,升清降浊,以使邪祛正复,病情缓解。常用之法是"扶正祛邪,以升清为主,或升降并施"。总之,升清降浊法是肾病的基本治法,适用于肾病各期的治疗。

水肿:西医学认为肾病水肿多因肾小球滤过率下降,肾小球内皮细胞肿胀,水钠潴留,血容量增加,使组织间隙积水引起。中医学认为肾病水肿有外感、内伤之分。外感多因风邪外侵,内舍于肺,波及于肾,肺失通调水道,肾失主水之职,水湿泛滥所致;内伤多因脏腑亏虚,失其运化水湿、主水之职,水湿停留,或因脏腑气虚,血行瘀滞,水瘀水停,水湿泛滥所致。无论外感内伤,其共同的病机都是机体多余的水液不能下降排出,所以治疗宜在辨证论治的基础上利水消肿以降浊。

高血压:可见于肾病高血压和高血压性肾损害,两者都有高血压和肾病的双重表现。其成因多由于毛细血管水肿、闭塞,水钠潴留,血容量增加,肾素分泌增加,周围血管阻力增加等原因引起。中医学认为高血压多因情志失调,抑郁恼怒太过;饮食失节,如恣食肥甘、高盐饮食、饮酒过度;久病气虚、络脉瘀阻所致。其证候有实证和本虚标实证之分。实证多表现为肝阳上亢、肝火上炎、痰湿中阻、络脉瘀阻;本虚标实证多表现为阴虚阳亢、气虚络阻、正虚毒瘀。这些证候的病机或是阳升太过,或是邪气充斥于血脉,或是血流受阻、脉压增大,然而基本的病机均是升降失常。所以治疗宜在辨证论治的基础上降火潜阳、疏通血脉,以降泄。

蛋白尿、血尿:西医学认为蛋白尿、血尿可见于急、慢性肾小球疾病和原发性、继发性肾小球疾病。其产生多因肾小球弥漫性损伤,肾小球通透功能失常,或肾小球毛细血管因炎症而破裂等引起。中医学认为肾病蛋白尿、血尿有虚证、实证之分。虚证多表现为脾虚失于升清、肾虚失于封藏、脾虚失于统血等,而致精微漏出,表现出蛋白尿、血尿;实证多表现为湿热扰肾、毒热扰肾、瘀血阻络等,致肾失封藏,表现出蛋白尿、血尿。这些证候的共同病机都是精微不升而下降漏出。所以治疗宜在辨证论治的基础上固摄精微,不使泄漏以升清。

血肌酐、尿素氮:西医学认为血肌酐、尿素氮增高可见于急、慢性肾衰竭。因急、慢性肾衰竭,肾小球滤过率下降,不能正常排泄代谢废物,以致主要经肾脏过滤排泄的肌酐、尿素氮,在体内潴留而增高。中医学认为血肌酐、尿素氮的增高也有虚证、实证之分,且正虚与邪实贯穿于本病之始终。正虚可见精、阴、阳、气、血的虚损;邪实则有水、湿、浊、热、毒、瘀等病邪的留滞。在病变过程中,正气虚弱,脏腑功能失调,气机升降失常则产生水湿浊热毒瘀,而体内水湿浊热毒瘀也会伤及正气,阻碍气机升降出入,影响脏腑功能活动,以致因虚致实,因实致虚,升降逆乱,互为因果。所以治疗宜在辨证论治的基础上扶正祛邪,补虚泻实以降浊。

三 肾病验案举隅

(一) 慢性肾小球肾炎案

【初诊】 赵某,男,48岁,2017年4月11日。

主诉:下肢水肿1年余。

患者1年前下肢水肿,到当地县医院就诊,查尿常规:蛋白++,潜血++,红细胞56/μL。诊断为慢性肾小球肾炎,经中西药治疗(用药不详)未见明显疗效。于2017年2月到河南省某医院诊治,经肾穿刺,病理诊断为系膜增生性肾小球肾炎,经中西药治疗2个月,仍未见明显效果。来诊时:双下肢郁胀,下肢轻度凹陷性水肿,肢体困重,偶有腰痛,口干口黏,小便黄有热感,大便溏而黏滞不畅,舌质红,苔黄腻,脉滑。血压:140/85 mmHg。尿常规:蛋白++,潜血++,红细胞计数69/HP。西医诊断:慢性肾小球肾炎。中医诊断:水肿。中医辨证:湿热蕴结,升降失常,肾失封藏。治法:祛湿清热,升降并举。

处方：蝉蜕 10 g，荆芥 10 g，防风 10 g，葛根 15 g，黄柏 15 g，炒苍术 15 g，苦参 10 g，生薏苡仁 30 g，玉米须 30 g，车前子 20 g，甘草 6 g。

用法：水煎服，日 1 剂，分 2 次早晚温服。

【二诊】 2017 年 5 月 9 日。上方加减服用 4 周，患者下肢水肿消退，舌质淡红，苔薄黄，脉滑。尿常规：蛋白±，潜血＋＋，红细胞计数 62/HP。继以燥湿清热、凉血止血为法。

处方：蝉蜕 10 g，荆芥 10 g，防风 10 g，葛根 15 g，黄柏 15 g，炒苍术 15 g，苦参 10 g，生薏苡仁 30 g，生地黄 15 g，牡丹皮 10 g，小蓟 20 g，甘草 6 g。

用法：水煎服，日 1 剂，分 2 次早晚温服。

【三诊】 2017 年 10 月 10 日。上方加减服用 5 个月，患者口干口黏、小便热感等症消退，舌质淡红，苔薄白，脉细滑。尿常规：蛋白±，潜血＋，红细胞计数 3/HP。改用滋养肾阴、固肾封藏为法。

处方：生地黄 12 g，山茱萸 10 g，怀山药 20 g，牡丹皮 10 g，茯苓 10 g，泽泻 10 g，芡实 20 g，金樱子 15 g，女贞子 10 g，墨旱莲 20 g，黄柏 10 g，甘草 6 g。

用法：水煎服，日 1 剂，分 2 次早晚温服。

【四诊】 2017 年 12 月 26 日。上方加减服用 11 周，尿常规未见异常。患者自觉无明显不适。

（二）肾病综合征案

【初诊】 赵某，男，18 岁，2016 年 3 月 11 日。

主诉：间断性水肿 1 年余，加重 1 个月。

患者 2014 年 6 月因肢体浮肿到郑州市某医院诊治，诊断为肾病综合征，用泼尼松等药物治疗 1 年 3 个月，水肿消退，尿蛋白转阴。肾病综合征控制 2 个月因感冒复发，家长不让再服用激素，多处看中医，病情一直未显著好转。来诊时，眼睑及肢体浮肿，下肢凹陷性水肿，食欲不振，食纳减少，神疲乏力，少气懒言，舌淡、体胖大，苔薄白，舌底络脉瘀暗，脉细弱。尿常规：蛋白＋＋＋，管型＋。血生化：血清总蛋白 43.6 g/L，人血白蛋白 22.5 g/L，总胆固醇 7.74 mmol/L，三酰甘油 4.61 mmol/L，高密度脂蛋白胆固醇 1.98 mmol/L，低密度脂蛋白胆固醇 3.1 mmol/L。西医诊断：肾病综合征。中医诊断：水肿。中医辨证：脾肾气虚，水湿泛滥，瘀血阻络。治法：补中益气，利水消肿，欲降先升。

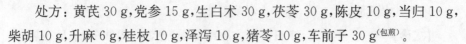

处方：黄芪 30 g，党参 15 g，生白术 30 g，茯苓 30 g，陈皮 10 g，当归 10 g，柴胡 10 g，升麻 6 g，桂枝 10 g，泽泻 10 g，猪苓 10 g，车前子 30 g^(包煎)。

用法：水煎服，日 1 剂，分 2 次早晚温服。

食疗：黄河鲤鱼(去鳞、内脏)500 g，生姜 15 g，葱白 3 寸段，水约 1 000 毫升，大火煮沸后，小火慢炖 1 小时，取汁。当茶温热饮服。

【二诊】　2016 年 4 月 8 日。上方服用 4 周，患者肢体水肿明显好转，小便增多，舌淡红、体胖，苔薄白，舌底络脉瘀暗，脉细。尿常规：蛋白＋＋。治法：补中益气，化瘀通络，升清降浊，以恢复肾脏封藏之职。

处方：黄芪 30 g，党参 15 g，生白术 30 g，茯苓 30 g，陈皮 10 g，当归 10 g，柴胡 10 g，升麻 6 g，水蛭 10 g，地龙 20 g，泽兰 10 g，泽泻 10 g。

用法：水煎服，日 1 剂，分 2 次早晚温服。

【三诊】　2016 年 9 月 9 日。上方随证加减服用 5 个月，患者水肿完全消退，舌淡红、体略胖，苔薄白，舌底络脉瘀暗消退，脉缓。尿常规：蛋白－。血生化：血清总蛋白 60.8 g/L，人血白蛋白 39.2 g/L，总胆固醇 5.37 mmol/L，三酰甘油 2.1 mmol/L，高密度脂蛋白胆固醇 2.53 mmol/L，低密度脂蛋白胆固醇 2.46 mmol/L。

(三) 糖尿病肾病案

【初诊】　赵某，女，51 岁，2015 年 3 月 3 日。

主诉：口渴饮水多 6 年余，时轻时重，加重 2 周。

患者于 6 年前因口渴饮水多到医院就诊，诊断为糖尿病，服用二甲双胍治疗，时服时停，未予重视。于 2014 年 9 月因小便黄而混浊，尿常规检查发现蛋白尿，经用中西药治疗，病情未见明显好转。来诊时，口渴饮多，手足心热，盗汗，小便黄而混浊、多泡沫，大便秘结，舌质红，苔薄黄少津，舌底络脉瘀暗，脉弦细。查尿常规：尿糖＋＋，蛋白＋＋。24 小时尿蛋白定量：1.61 g/L。血生化：血糖 10.3 mmol/L，总胆固醇 6.9 mmol/L，三酰甘油 2.8 mmol/L。西医诊断：糖尿病肾病Ⅲ期。中医诊断：① 消渴；② 尿浊。中医辨证：阴虚燥热，肾络瘀滞，升降失常。治法：滋阴降火，降中升清。

处方：生石膏 30 g，知母 10 g，生地黄 15 g，麦冬 15 g，天冬 15 g，天花粉 10 g，牡丹皮 10 g，芦根 20 g，炒大黄 10 g，泽泻 10 g，葛根 15 g。

用法：水煎服，日 1 剂，分 2 次早晚温服。

【二诊】 2015 年 3 月 17 日。上方服用 2 周，患者口渴饮多，手足心热，大便秘结等症明显好转。血糖降至 8.3 mmol/L。24 小时尿蛋白定量：1.58 g/L。继以滋养肾阴，活血通络，升清降浊为法。

处方：生地黄 15 g，山茱萸 10 g，麦冬 15 g，牡丹皮 10 g，知母 10 g，天花粉 10 g，泽泻 10 g，葛根 15 g，绞股蓝 15 g，水蛭 6 g，丹参 20 g，丝瓜络 10 g。

用法：水煎服，日 1 剂，分 2 次早晚温服。

【三诊】 2015 年 9 月 22 日。上方随证加减服用 6 个多月，患者口渴多饮，手足心热消退，大便日 1 行，小便转清，泡沫尿逐渐消退。血生化：血糖降至 7.0 mmol/L，总胆固醇 5.7 mmol/L，三酰甘油 1.4 mmol/L。多次查尿常规：未见异常。24 小时尿蛋白定量：0.18 g/L。

(四) 慢性肾衰竭案

【初诊】 张某，男，35 岁，2015 年 5 月 12 日。

主诉：恶心呕吐 1 个月，加重 1 周。

患者慢性肾炎 15 年余。15 年前因眼睑浮肿到河南某医院就诊，经肾穿刺，病理诊断为系膜增生性肾小球肾炎，给予百令胶囊、黄葵胶囊、雷公藤多苷片等药治疗，病情时好时差。2015 年 4 月初，出现恶心呕吐，饮食减少，又到河南某医院诊治。肾功能：肾小球滤过率 52 mL/min，血肌酐 210 μmol/L，尿素氮 11.21 mmol/L。诊断为慢性肾功能不全，慢性肾小球肾炎。给予复方 α-酮酸片、百令胶囊等药治疗 1 个多月，病情未见好转。来诊时：恶心呕吐，不思饮食，胃脘痞闷，晨起口中尿臊味，肢体乏力，腰膝酸困，面色淡黄，尿量减少，双下肢轻度凹陷性水肿，大便稀溏，舌淡，苔白腻，舌底络脉瘀暗，脉细。肾功能：血肌酐 269 μmol/L，尿素氮 15.14 mmol/L。西医诊断：① 慢性肾衰竭；② 慢性肾小球肾炎。中医诊断：关格。中医辨证：脾肾虚弱，湿浊中阻，胃失和降。治法：急则治其标，先以降浊排毒为法。

处方：姜半夏 12 g，广藿香 15 g，白豆蔻 10 g[后下]，砂仁 6 g[后下]，炒白术 10 g，炒苍术 10 g，陈皮 10 g，茯苓 20 g，炒大黄 10 g，黄连 3 g，生姜 6 g，蒲公英 20 g。

用法：水煎服，日 1 剂，分两次早晚温服。

【二诊】　2015 年 6 月 9 日。上方服用 4 周,患者恶心呕吐控制,食欲好转,晨起口中尿味消失,但仍有肢体乏力,舌底络脉瘀暗等症。肾功能:血肌酐 179 μmol/L,尿素氮 9.8 mmol/L。继以补益脾肾、化湿排毒、化瘀通络为法治之。

处方:黄芪 30 g,生晒参 10 g,炒白术 15 g,茯苓 20 g,广藿香 15 g,紫苏叶 15 g,炒杜仲 15 g,陈皮 10 g,当归 10 g,川芎 10 g,丹参 20 g,炒大黄 10 g,积雪草 30 g,柴胡 10 g,泽泻 10 g,炙甘草 6 g。

用法:水煎服,日 1 剂,分两次早晚温服。

【三诊】　2015 年 12 月 11 日。上方加减服用 6 个月,患者饮食正常,水肿消退,舌底络脉瘀暗消退。肾功能:血肌酐 139 μmol/L,尿素氮 7.9 mmol/L。患者体力恢复,正常上班工作。

四　结语

肾的各种生理功能活动都是通过升降出入完成的,通过不断的升降出入,才能保证肾脏功能活动的正常进行。一旦肾的升降出入失常就会出现异常的病理变化,而发生肾病。因此,对肾病的治疗,升降出入既是治病用药总的纲领,又贯穿于肾病治疗的全过程。最后,用明代著名医学家缪希雍的一句话结束这一讲,即"升降者,治法之大机也"。

（李　博　安艳秋）

第十四讲
论兵法与中医

兵法是用兵作战的方法、策略。讲究战略战术，重视用兵之道，以克敌制胜、赢得战争、恢复和平为目标。而中医学是中华民族的传统医学，讲究医道医术，重视用药之法，以治疗疾病、恢复健康、防病延寿为目标。两者是不同领域，好像风马牛不相及，但针对的对象都是人，都是中国文化遗产中的璀璨瑰宝，又都是在中国古代哲学思想的影响下，在朴素的唯物论和辩证法思想基础上，通过长期实践、总结、多学科的相互渗透而逐步形成和发展起来的。从现存最早的兵法和中医的经典著作来看，中医学理论的形成晚于兵法理论。在中医学形成和发展过程中，历代医家都非常重视借鉴、汲取、移植兵法思想和方略，并应用于中医学。

一 兵法与中医现存最早的经典溯源

"夫天下之事，循其故则其道立，浚其源则其流长，本其义而不得其旨者，未之有也。"（《难经本义·序》）追溯历史，现存最早的兵法书籍是《孙子兵法》。现存最早的中医学理论经典著作是《黄帝内经》。

《孙子兵法》又名《孙武兵法》《孙子兵书》《孙武兵书》，是世界上最早、最完整、最著名的军事著作，被称为"兵学圣典""兵经""武经之冠冕"，被誉为"百世兵家之师""东方兵学的鼻祖"。《孙子兵法》作者孙武，齐国人。《孙子兵法》博大精深，思想精髓富赡，逻辑缜密严谨。《孙子兵法》把兵法战计提升到了理论高度；揭示了"胜可知""胜可为"的作战规律；突出了"不战而屈人之兵""上兵伐谋，其次伐交，其次伐兵，其下攻城"等的指导方针，以及"围师必阙""因势利导"等技战方法。《孙子兵法》在中国乃至世界军事史、军事学术史和哲学思想史上都占有极为重要的地位,并在政治、经济、军事、文化、哲学等领域被广泛运用。

《黄帝内经》分为《素问》和《灵枢》两部分,是中国现存最早的研究人体解剖、生理、病理、养生、疾病诊断、治疗及预防的传统医学巨著,也是世界上最早、最完整的医学理论著作,史称"医书之祖"。《黄帝内经》成书年代不详,大约成书于西汉(约公元前99年～公元前26年,但书中所录内容有的则是春秋战国时期的作品),可见《黄帝内经》不是一朝一代的作品,也不是出自一人之手。自《黄帝内经》问世,确立了中医学独特的理论体系,成为中医学发展的理论基础和源泉,被称为中医学的奠基之作。

从《孙子兵法》与《黄帝内经》的成书年代来看:《孙子兵法》的成书年代比《黄帝内经》要早大约400年。从两本书的内容来看:《黄帝内经》中有引用《孙子兵法》内容记载。如在《灵枢·逆顺》记载"《兵法》曰:无迎逢逢之气,无击堂堂之阵。"这表明《孙子兵法》成书年代要早于《黄帝内经》。

二 兵法思想在中医学运用的起源与发展

临床如临阵,攻病如攻敌,用药如用兵。历代医家大都重视借鉴应用兵法思想和方略,并将其作为一种思维方法和论理工具,用以说明人体生理、病理,并借鉴运用于中医临床实践、预防保健、诊断治疗,以及处方配伍用药等。

自战国秦汉时期,我国封建制度逐步确立,随着社会的变革,政治、经济、文化的发展,学术思想空前活跃,学术内容相互渗透,共同发展。在这一阶段,中医学理论就借鉴运用了一些兵法思想。概括起来有四个方面:一是以领兵打仗的将军释肝之生理,《素问·灵兰秘典论篇》曰:"肝者,将军之官,谋虑出焉。"二是以兵法释治则,《灵枢·逆顺》曰:"〈兵法〉曰:无迎逢逢之气,无击堂堂之阵。〈刺法〉曰:无刺熇熇之热,无刺漉漉之汗,无刺浑浑之脉,无刺病与脉相逆者。"三是以制作兵器释治未病,《素问·四气调神大论篇》曰:"夫病已成而后药之,乱已成而后治之,譬犹渴而穿井,斗而铸锥,不亦晚乎!"四是以战事释治疗,如《灵枢·玉版》曰:"故两军相当,旗帜相望,白刃陈于中野者,此非一日之谋也……夫痈疽之生,脓血之成也,不从天下,不从地出,积微之所生也。"再如《金匮要略·痉湿暍病脉证》曰："湿家身烦疼,可与麻黄加术汤发其汗为宜,慎不可以火攻之。"其中"火攻"就是借用了《孙子兵法》中的"火攻"一词,是指烧针、熨、艾灸、火熏等法。

晋隋唐时期,中医学理论和医疗实践有了显著发展,兵法思想也被中医各家借鉴运用。南北朝时期褚澄提出"用药如用兵,用医如用将。善用兵者,徒有车之功,善用药者,姜有桂之效"(《褚氏遗书·除疾》)。这是褚澄将医生治病、处方用药比喻如同战争时用将用兵,指挥打仗,要灵活处方、合理用药。孙思邈《备急千金要方》曰:"上医医未病之病,中医医欲病之病,下医医已病之病。"这与《孙子兵法·谋攻》中"上兵伐谋,其次伐交,其次伐兵,其下攻城"寓理相通。《备急千金要方·食治》曰:"药性刚烈,犹若御兵,兵之猛暴,岂容妄发!"是从"兵"与"药"的特性上说明两者都具有"刚烈"的共同特点,因此用药要慎之又慎。

宋金元时期,中医学派蜂起,各家学术争鸣,促进了中医学蓬勃发展。尤其是金元四大家的出现,使中医学理论得到了长足发展。而在金元四大家的学术思想中也渗透有兵法思想。如刘完素创火热论,认为六气皆从火化,治病多取峻攻,善用大毒治病,如附子、乌头、甘遂、大戟等。为此,他的解释是"凡用大毒之药,必是善药不能取效,不得已而用之可也"(《素问玄机原病式》)。这与《孙子兵法·谋攻》中的"其下攻城。攻城之法为不得已"是相通的。张从正善用汗、吐、下三法,认为治病当以攻下逐邪为补,若治病乱用补法,则是"以粮资寇,反而助邪伤正"(《儒门事亲》)。明代医家吕复评价张从正提到"张子和医如老将对敌,或陈兵背水,或济河焚舟,置之死地而后生,不善效之,非溃则北矣。"(《古今图书集成·医部全录》)李杲创立了中医脾胃学说,认为"内伤脾胃,百病由生"。罗天益录辑的李杲应用的效验之方中提到"医之用药,犹将之用兵。兵有法,良将不拘于法;药有方,良医不拘于方"(《东垣试效方》)。朱丹溪创立了"阳常有余,阴常不足"的阴虚相火病机学说,善用滋阴降火的方药。他在《局方发挥》曰:"医者,意也。以其传授虽的,造诣虽深,临机应变,如对敌之将,操舟之工,自非尽君子随时反中之妙,宁无愧于医乎?"是把医生的临证随证治之比作兵将临阵随机应变。

明清时期,中医学理论进一步创新、发展、完善。众多医家对兵法思想在中医学的应用则更为重视、更为普遍。例如,杨继洲认为良医临证如同老将用兵,攻守进退当心中有数。他在《针灸大成》曰:"譬如老将用兵,运筹攻守,坐作进让,皆运一心之神以为之。"张介宾认为医生治病与兵家作战是相通的,他创"八略""八阵"之说,把治病比作战略战术,把处方用药比作用兵,用"八阵"归纳治法,并以"八阵"作为方剂的分类纲领,称之为"新方八阵"。《景岳全书·范序》曰:"医,生道也;兵,杀机也。医以阵名,毋乃不伦乎? 不知元气盛而外邪不能攻,亦由壁垒固而侵却不能犯也。况兵之虚实成败,其机在于俄顷;而医之寒热攻补,其差不容于毫发,孰谓医与兵之不相通哉?"尤在泾通过战争事态来形象地说明治疗六淫病祛邪与扶正的关系,他在《医学读书记》曰:"治六淫之病,如逐外寇,攻其客,毋伤其主,主伤则客不退矣。"徐灵胎对"用药如用兵"论述最详,他在《医学源流论》专列"用药如用兵"篇,以用兵之理来喻用药之道,生动形象,富含哲理,并高度概括"孙武子十三篇,治病之法尽之矣"。陈念祖《陈修园医书七十二种》曰:"攻病如攻敌,用药如用兵,兵在精而不在多,药贵当而不忌峻。"吴鞠通《温病条辨》论述"治外感如将",强调治外感病如同大将用兵,兵贵神速,当用峻药速去。王孟英强调为医要博学,他在《潜斋医话》曰:"用药如用兵,善用兵者,岳忠武以八百人破杨幺十万;不善用兵者,赵括以二十万人受坑于长平。噫! 是非才、学、识三长兼具之豪杰,断不可以为医。"刘清臣用良将与庸将说明良医与庸医,他在《医学集成》曰:"庸医不先固本,一意攻邪,何异姜伯约九伐中原,粮食不继,出师未捷……良医用药必如诸葛将兵,运筹帷幄,决胜千里,心有主宰而不惑,兵有纪律而不乱,阵有变化而不拘,相天时,察地理,乘机势,大军对垒,奇兵埋伏,进可讨贼,退可自守。虽三军之士,性情不同,而我驾驭有法,同心克敌则一也。"张锡纯强调用药用兵,当知药知兵,他在《医学衷中参西录》曰:"尝思用药如用兵,善用兵者必深知将士之能力,而后用之所制敌;善用药者亦必深知药性之能力,而后能用之以治病。"

三　兵法克敌与中医治病

兵法有我与敌,中医有正与邪;兵法有战略战术,中医有治则治法;兵法有选将用兵,中医有处方用药;兵法有恢复和平,中医有恢复健康等。两者在思路与方法等方面有着诸多的相通之处,都蕴含着兵法克敌与中医治病具有类似的道理,用药就如同用兵一样。所以,徐大椿在《医学源流论·用药如用兵》曰:"兵之设也以除暴,不得已而后兴;药之设也以攻疾,亦不得已而后用,其道同也。"

(一) 有备无患与未病先防

"有备无患"是说事先有准备,就可以避免祸患。有备无患源于《孙子兵法·九变》中"故用兵之法,无恃其不来,恃吾有以待之;无恃其不攻,恃吾有所不可攻也。"施子美注说:"有备无患者,用兵之术。彼虽不来,吾不以其不来而不为之待。彼虽不攻,吾不以其不攻而不为之防,惟吾有备可恃,则无患矣。"《左传·襄公十一年》曰:"居安思危。思则有备,有备而无患。"兵法强调要居安思危、防重于战,只有做好了战前准备,才能避免战争祸患。战前的准备有多方面,如古代战争的战前准备:修筑城墙、屯粮练兵、准备兵器、实战训练等。这一战前准备的目的就是先使自己强盛起来,这样就不怕敌人来犯。这就是有备无患。在我国历史上,春秋时期,晋悼公当了国君,想重新振兴晋国,像他的先祖晋文公一样,称霸诸侯。而郑国是一个小国,先与晋国结盟,后又归顺楚国。晋悼公很生气,就集合了宋、鲁等 11 国的部队出兵伐郑。郑国兵败投降,给晋国送去了大批礼物。晋悼公很高兴,把这些礼物的一半赏赐给了有功之臣魏绛。魏绛这时说:我希望大王在安享快乐的时候,能够多考虑一些国家的未来。《尚书》里说:"在安定的时候,要想到未来可能会发生的危险;您想到了,就会有所准备,有所准备,就不会发生祸患。"这就是有备无患的典故。

"未病先防"是指在疾病未发生之前,提前预防,以防止疾病的发生。疾病的发生关系到正气与邪气两个方面。邪气入侵是疾病发生的重要条件,而正气虚弱则是疾病发生的根本条件。《素问·评热病论篇》曰:"邪之所凑,其气必虚。"丹波元简释曰:"此非邪凑则气虚之谓,言气所虚处,邪必凑之。""邪",即邪气,凡指六淫、疫疠、痰饮、瘀血等各种致病因素。"正",即正气,凡指人体的抗病能力、康复能力,是人体各种功能活动的总和。"邪之所凑,其气必虚"强调了正气在发病过程中的主导地位,同时也强调了邪气在发病过程中的重要条件。所以"未病先防",既要重视扶助正气,增强机体的抗病和康复能力,也要重视避其邪气,预防病邪入侵。未病先防的方法很多,如通过加强体育锻炼、按时作息、调节合理的饮食、保持良好的精神情绪，以及药物预防和人工免疫等，以提高正气，增强抗病能力；通过改善环境、讲究卫生、饮食清洁，以及传染病流行时，采取隔离措施等，以避其毒气，防止病邪入侵。中医强调防重于治，强调对于疾病要积极采取措施，做好预防工作。《素问·四气调神大论篇》曰："是故圣人不治已病治未病，不治已乱治未乱，此之谓也。"

"有备无患"与"未病先防"都是要求提前采取措施，做好预防工作，才能避免战争祸患和防止疾病发生。

（二）上兵伐谋与疾病早治

"上兵伐谋"是指上等的军事将官运用谋略（政治、经济、文化、外交等手段），不待对立双方矛盾激化而提前解决争端，挫败对方的战略意图或战争行为。"上兵"指上等的将官；"伐谋"用谋略挫败对方的战略意图或战争行为。《孙子兵法·谋攻》曰："是故百战百胜，非善之善也；不战而屈人之兵，善之善者也。故上兵伐谋，其次伐交，其次伐兵，其下攻城。"这是强调兵法中用兵的最高境界就是使用谋略，不用通过战争而胜敌。"上兵伐谋"是《孙子兵法》的一个重要思想，对后世的战争产生了深远的影响。在我国历史上，用"上兵伐谋"的实例很多，如秦国想让闹事的楚国臣服，就去警告楚国说：在夏季涨水的时候，蜀地的军队乘船用5天的时间就能到达郢都（蜀地居楚郢都的上游），汉中的军队用4天的时间可到达五渚（汉中居楚国五渚的上游），且军队可从宛东（南阳的西南部）下随邑（今山西介休县东南）。如果打仗，凭借秦国的地理优势，楚国是没有胜算的。就这样一个战术的透露，没有动干戈，而用谋略与威慑让楚国臣服了17年。这就是上兵伐谋。

"疾病早治"是中医既病防变的一个重要原则，是指一旦发现疾病就要趁早治疗，以防止疾病的发展和传变，将疾病治愈在初期阶段。因这一阶段是疾病初期，病情轻浅，正气未虚，治疗较易。如若延误，则有病邪深入，病情加重，甚则病情发展危重，治疗困难的后果。所以既病之后，要争取早期治疗，以防止疾病由浅入深，由轻转重，由局部到全身，由易治到难治。这是中医治疗疾病的重要原则。例如，《素问·阴阳应象大论篇》曰："故善治者治皮毛，其次治肌肤，其次治筋脉，其次治六腑，其次治五脏。治五脏者，半死半生也。"《史记·扁鹊仓公列传》曰："扁鹊过齐，齐桓公侯客之。入朝见，曰：君有疾在腠理,不治将恐深。桓侯曰:寡人无疾。扁鹊出,桓侯谓左右曰:医之好利也,欲以不疾者为功。后五日,扁鹊复见,曰:君有疾在血脉,不治恐深。桓侯曰:寡人无疾。扁鹊出,桓侯不悦。后五日,扁鹊复见,曰:君有疾在肠胃间,不治将深。桓侯不应。扁鹊出,桓侯不悦。后五日,扁鹊复见,望见桓侯而退走。桓侯使人问其故,扁鹊曰:疾之居腠理也,烫熨之所及也;在血脉,针石之所及也;其在肠胃,酒醪之所及也;其在骨髓,虽司命无奈之何。今在骨髓,臣是以无请也。后五日,桓侯体痛,使人召扁鹊,扁鹊已逃去。桓侯遂死。"这是齐桓侯讳疾忌医,患病没有早治,终病入膏肓。这就是疾病早治的意义所在,意同兵法的"上兵伐谋"的战略思想。

"上兵伐谋"与"疾病早治"都是提倡早期解决问题,通过采用代价最小的谋略和最简单的治疗手段,以避免战争扩大祸患和疾病发展传变。

(三) 三知取胜与三因制宜

兵法强调在战争决策时,要知天、知地、知彼知己,只有对这些条件了解清楚,才能制订正确的方案,才能有效地打击敌人。这就是"三知取胜"。《孙子兵法·地形》曰:"知彼知己,胜乃不殆;知天知地,胜乃可全。"《孙膑兵法·月战》曰:"天时、地利、人和,三者不得,虽胜有殃。"《诸葛亮将苑》也说:"善将者,因天之时,就地之势,依人之利,则所向无敌,所击者万全矣。"这类三知取胜的实例,历史上有很多记载,如春秋时期秦晋崤之战,这一战役是秦国与晋国在春秋争霸战争中一场决定性战役。由于秦穆公在没有人和,又不知天气和地形的情况下发起了战争,最终导致了惨败。再如三国时期诸葛亮"草船借箭""借东风"等都是利用天时取胜。这些都是三知取胜的实例。

"三因制宜"是中医治病的一项原则。三因制宜是因时、因地、因人制宜的统称,是指看病时要依据当时的时令、地域环境和患者的具体情况,而制订适宜的治疗方法。三因制宜既反映了人与自然的统一整体观,又体现了整体间个体差异的不同特性。疾病的发生发展虽由多方面因素所决定,但其中最为常见的因素则是时令气候、地域环境,以及患者的年龄、体质、饮食、情绪、睡眠等对疾病的影响。所以,在辨证施治时还必须把这些因素考虑进去,具体情况区别对待,才能制订出适宜的有效的治疗方法。正如《素问·疏五过论篇》曰:"圣人之治病也,必知天地阴阳,四时经纪,五脏六腑,雌雄表里……"反之,"治不法天之纪,不用地之理,则灾害至矣!"例如,1954年暑季,石家庄地区发生流行性乙型脑炎大流行,当时用西药疗效差,后经中医辨证属暑温,用白虎汤取得了很好的效果,控制了病死率,减少了后遗症;而1956年8月北京市发生流行性乙型脑炎流行。当时医院按照石家庄的经验,用白虎汤治疗法却没有疗效,患者不仅高烧不退,而且病情加重,患者急剧增加,疫情大有蔓延之势,严重危及首都人民,特别是首都儿童的生命安危。在此紧要关头,老中医蒲辅周先生依据北京市阴雨连绵,湿热交蒸,病情多湿热,用通阳利湿法,效果立竿见影,不少危重患者转危为安。这是三因制宜的很好例证。

"三知取胜"与"三因制宜"都是强调天、地、人对战争和疾病的影响,在制订战略战术和治疗方法时,必须考虑天、地、人等因素,具体情况,具体分析,才是战争取胜和治病有效的关键。

(四) 知己知彼与辨证施治

"知己知彼"是指在战争中既要知道自己的优势和劣势,也要知道敌方的优势和劣势,把双方的情况都能了解透彻。这样打起仗来依据这些制订的战略战术才是取胜的关键,才能立于不败之地。《孙子兵法·谋攻》曰:"知彼知己,百战不殆;不知彼而知己,一胜一负;不知彼,不知己,每战必败。"意思是说,在战争中,既了解敌人,又了解自己,才能立于不败之地;若不了解敌人而只了解自己,胜败的可能各占一半;若既不了解敌人,又不了解自己,那就会每战必败。例如,唐朝开国之初的泾阳之战。在唐朝开国之初,政局未稳,唐朝与东突厥(分布于现今的甘肃、新疆一带)实力悬殊。李世民知己知彼,采取"将欲取之,必先予之"的缓兵之计,与东突厥结盟,并赠其大量金帛,使东突厥退兵。退兵后大唐休养生息,逐步壮大势力,兵精粮足后,突击东突,最终取胜。

"辨证施治"是中医通过望、闻、问、切四诊,对所收集的病情资料进行分析、概括,辨明其证候,然后依证立法,依法选方用药的过程。这是中医认识疾病和治疗疾病的基本法则;是中医对疾病的一种特殊的认知和处理方法;是中医通过明辨邪正虚实,来确定治疗原则和治疗方法,以达到消除病痛和控制病情的目的。临床上虽然中医也辨病,但是更注重辨证,只有从辨证入手,才能有效论治。所以《伤寒论》强调:"观其脉证,知犯何逆,随证治之。"例如,肌衄病(这里主要指过敏性紫癜),有的临床表现为皮肤紫癜鲜红,伴口干,咽痛,小便黄赤,舌红苔黄少津,脉细数。证候系阴虚毒热伤络。治疗宜凉血解毒、滋阴透热。方用犀角地黄汤加减有效;而有的表现为紫癜暗淡,伴肢体困乏,食欲不振,腹胀便溏,舌淡体胖边有齿痕,苔白腻,脉细弱。证候系脾胃虚弱,脾不统血。治疗宜补气统血、健脾化湿。方用补中益气汤加减有效。这是同一种病表现出不同的证候,治疗用药也因此不同。只有通过辨证施治才能避免治疗用药的盲目,才能减少失误,也才能提高疗效。

"知己知彼"与"辨证施治"都是强调明辨虚实、揭示其本质,才能有的放矢,取得胜利和疗效。

(五) 灵活多变与药随证变

"灵活多变"是指战争中制订战法要随时根据敌情变化而变,出其不意,不能拘泥于一种战法取胜。兵法十分强调要因敌情变化而随时调整作战方案。敌变我变、敌强我退、敌弱我进、敌疲我打。时刻根据敌情的具体情况制订适宜的战术。这样才能用兵如"神"。这种灵活多变的战法是兵家重要的战略战术,是克敌取胜的关键。所以,《孙子兵法》论述"兵者,诡道也。"要"通九变之利,知九变之术""善出奇者,无穷如天地,不竭如江河""兵无常势,水无常形,能因敌变化而取胜者,谓之神"等。宋代许洞《虎钤经·三才应变》亦曰:"用兵之术,知变为大。"历史上诸葛亮七擒孟获,就是采用不重复的战法,使孟获心悦诚服。

"药随证变"是指治病时处方用药不能死守一法、一成不变,要依据病情、证候的变化而调整处方用药。由于中医证候是疾病发生发展过程中在某一阶段的特定的病理状态,这一病理状态不是固定不变的,而是随着气候环境、情绪变化、饮食因素、病情变化等,证候会随之发生变化。证候变则治法变。治法变则方药变。因此,中医对疾病整个辨证论治的过程是动态的,既有原则性,又有灵活多变性。例如,张仲景《伤寒论》的六经辨治是药随证变;叶桂《温热论》中卫气营血辨治亦是药随证变。由于疾病过程中病情表现多种多样,变化错综复杂,只有因病情变化而变,才能切中病情,取得预期的效果。所以,何任在评徐灵胎及其医学著作时说:"临证必定从实际出发,坚持审证论治。又不死守一法一方,强调同中别异,异中求同,因人而异,因时而异。"再如,慢性肾小球肾炎在治疗过程中如果病情得不到有效的控制,则会因水生湿、因湿生热、因热生毒；或因湿生浊、因湿生瘀等变化。这就必须依据病情变化而调整相应的治疗大法，才是控制病情之关键。决不能从始到终死守一法一方，那是难以取效的。

"灵活多变"与"药随证变"都是提倡变法。灵活多变是兵法战术，要因敌情变化而随时调整作战方案；药随证变属中医治法，要因病情变化而调整治法用药。

（六）各个击破与治标治本

"各个击破"是指先将敌军兵力分割开，然后利用优势兵力将被分割开的敌军一部分一部分消灭。《孙子兵法·谋攻》曰："故用兵之法，十则围之，五则攻之，倍则战之，敌则能分之，少则能守之，不若则能避之。故小敌之坚，大敌之擒也。"其中"敌则能分之"意思是指当敌我双方势均力敌时，则设法将其分散，然后一个个击破。在解放战争中，定陶战役就是毛泽东部署的，刘伯承、邓小平指挥的一次各个击破战役。这次战役就是采用"集中优势兵力，各个击破"战术，取得了以弱胜强的胜利。在抗美援朝的第二个战役中，也是应用"诱敌深入，集中优势兵力，各个歼灭"的战略战术而取得了胜利。

"标"与"本"，是中医治疗疾病时用以分析各种病证的矛盾主次，解决主要矛盾的治疗理论。"标"代表矛盾的次要方面；"本"代表矛盾的主要方面。疾病时时发展变化，特别是病情复杂的疾病，常常是矛盾万千。因此，在治疗时就需要运用标本理论，借以分析矛盾的主次缓急，以便于及时合理地治疗。标本治疗原则的通常使用法则是"急则治其标，缓则治其本，标本俱急则标本同治"。具体运用时视病情而灵活掌握。《素问·标本病传论篇》曰："先热而后生中满者治其标，先病而后泄者治其本，先泄而后生他病者治其本……先病而后生中满者治其标，先中满而后烦心者治其本……小大不利治其标，小大利治其本。病发而有余，本而标之，先治其本，后治其标；病发而不足，标而本之，先治其标，后治其本。谨察间甚，以意调之，间者并行，甚者独行。"临床上，如治疗 IgA 肾病过程中突发急喉痹，咽喉肿痛，痛苦不堪。这时肾病是本病，急喉痹是标病。按中医急则治其标的原则，当先治急喉痹，待咽喉肿痛消退，再治肾病。再如在治疗慢性肾衰竭的过程中，有时患者既有脾肾虚衰症状，又有湿毒中阻证症状。当患者湿浊中阻，表现恶心呕吐、眩晕为重时,当先以燥湿化浊,降逆止呕治疗湿浊中阻;待恶心呕吐、眩晕等控制,再调补脾肾。

"各个击破"与"治标治本"都是强调分而治之,都是克敌制胜和治病取效的方法。各个击破是指分割敌军,逐个击破;治标治本是依据病情标本缓急,分而治之。

(七)围师必阙与给邪出路

"围师必阙"是《孙子兵法·军争》列举的用兵打仗八条原则之一。"阙",通"缺","缺口"之意。围师必阙是指把包围敌方的包围圈留一个缺口,使敌方感到有出路可退,有突围的想法而不拼死一战。这样不置敌方于绝境,不逼敌方殊死反击,而给敌方一个想象出路,就避免了敌方拼死一战。《孙子兵法·军争》曰:"围师必阙,穷寇勿追。此用兵之法也。"历史上,三国时期,曹操在壶关围攻袁绍残部时,久攻不克,后来心生一计,使用围师必阙,在围攻的坚固城防工事周围网开一面,故意让袁绍留守残部逃离坚固城防工事。结果,很快袁绍残部被消灭,曹操夺取壶关。南宋末年,成吉思汗率领他的骑兵,战无不克,所向披靡。在他多次取得胜利的战争中,就是采用了"围师必阙"之计。他经常将守城的对方诱出城堡,然后将其消灭在广阔的野外战场。

"给邪出路",是中医治疗疾病重要的祛邪方法,邪有出路,不留恋机体,病邪祛除,则疾病向愈。中医学认为疾病的发生发展、变化转归都是在一定条件下,正气与邪气相争的结果。《素问·刺法论篇》曰:"正气存内,邪不可干。"《素问·评热病论篇》曰:"邪之所凑,其气必虚。"所以中医治疗疾病都是围绕正气与邪气的盛衰而调治,目的就是扶助正气、祛除邪气,使疾病好转向愈转化。而扶助正气的目的也是为了祛除邪气,或预防邪气侵入。所以祛除邪气就成了中医治疗疾病的首要目的。由于邪气种类繁多、性质差异、所侵入停留的部位等的不同,因此,中医祛除邪气的方法也多种多样。其中给邪出路,祛除病邪是中医祛除病邪的重要手段,也是最快、最有效的祛邪方法。《素问·阴阳应象大论篇》曰:"故因其轻而扬之,因其重而减之……其高者,因而越之;其下者,引而竭之;中满者,泻之于内;其有邪者,渍形以为汗;其在皮者,汗而发之。"此处明确指出了给邪出路的方法,并要依据邪气的性质、位置等而采取适宜的方法。《温病条辨》曰:"凡逐邪者,随其所在,就近而逐之""逐邪者,随其性而宣泄之，就其近而引导之。"如何给邪出路，祛除病邪，中医讲究两个原则：一是顺应病势，祛邪外出，即因势利导；一是依据邪气的性质、所在部位，而正确地选择汗法、吐法、下法、利水等法，以给邪出路，排出病邪。《温疫论》中说："诸窍乃人身之户牖也。邪自窍而入，未有不由窍而出。"

"围师必阙"与"给邪出路"都是主张给以出路，以达祛除消灭敌人或病邪的目的。

（八）排兵布阵与处方配伍

"排兵布阵"是指军队根据地形条件、敌我实力等具体情况而布置战斗队形，排列战斗阵势。古代作战非常讲究布阵，只有布阵得法，才能充分发挥各兵种之长和军队的战斗力，并将其战斗力发挥至最大，从而成为克敌制胜的法宝。这就是说周全的排兵布阵，可以使兵势变化无穷、兵力深不可测，从而大大增强军队的战斗力。元代郑光祖《三战吕布》曰："武艺精熟智量能，排兵布阵显威风。"在古代阵法中《孙膑兵法》将阵分为十种阵型：方阵、圆阵、锥行阵、雁行阵、钩行阵、玄襄阵、疏阵、数阵、火阵、水阵。诸葛亮创制的"八阵图"吸收了井田和道家八卦的排列组合，兼容了天文地理。《三国演义》评价诸葛亮的八卦阵"可挡十万精兵"，诸葛亮的八卦阵可以用蜀国步兵与魏国骑兵对抗，在第五次北伐的时候，他就是运用排兵布阵，战胜魏军，取得胜利。

"处方配伍"是依据病情和用药法度，将两种以上药物配合使用。"配"有组织、搭配之义；"伍"有队伍、序列之义。处方配伍是将不同的药物合理组合，以增强或改变原有功效，调节其偏性，制约其毒性，从而组成一个新的有机整体，以增强疗效，扩大应用范围，缓解和消除其毒副作用。中医治病，临证处方，大多是多味药配伍，很少用一味药的单方。且多味药的复方，不是杂药乱投，而是很讲究中医处方的配伍。处方配伍就成为中医临床用药的主要形式。中医基本的药物配伍形式是同类相须、异类相使、相反相成、制毒纠偏，以及引经报使等。基本的配伍原则是君、臣、佐、使。只有处方配伍有据，配伍精良，才会增强药力、扩大治疗范围、适应复杂的病情、增效减毒，才可以解除病痛，救人危急。反之，胡乱组方，药不对证，则不仅不能治病，反而会加害患者。《神农本草经》最早总结了中医处方配伍规律："有单行者，有相须者，有相使者，有相畏者，有相恶者，有相反者，有相杀者，凡此七情，合和视之。"

"排兵布阵"与"处方配伍"都是讲究组织配合,以发挥其更大的作用、扩大其作用范围和消除其副性作用。

(九) 非危不战与中医慎药

"非危不战"是说不处在危险的境地就不要开战。这句话出自《孙子兵法·火攻》。原文是:"非利不动,非得不用,非危不战,主不可以怒而兴师,将不可以愠而致战,合于利而动,不合于利而止。"这是《孙子兵法》全文的一个总结。意思是若无利可图就不要采取军事行动,若没有必胜的把握就不要用兵,若不处于危险的境地就不要开战。国君不可因一时愤怒而发动战争,将帅不可因一时气愤而出阵求战。这段话强调了战争的三条原则:一是慎战,以"安国全军",但慎战而不畏战。二是不能"怒而兴师""愠而致战",这是兵家大忌。三是开战的条件要建立在有利可图、战而可胜的基础上。如果不遵守这三条原则,则有失败、亡国之虑。例如,三国时期,关羽远征樊城,荆州空虚,曹操采纳了司马懿之计。他一面调五万精兵去救援樊城;另一面联合东吴,让孙权暗袭荆州。这样吕蒙率吴军一举攻破荆州。关羽被迫走麦城,被吴军设计俘虏并杀害。此时,刘备非常恼怒,不顾一切发兵为关羽报仇,"怒而兴师"伐吴,结果被火烧连营七百里,在回成都的路上,病殁而死于白帝城。这就是孙子强调慎战的意义所在,因为一旦发起战争而失败,国家被消灭,则"国不可以复存,死者不可以复生"。所以,要慎战,"故明君慎之,良将警之,此安国全军之道也"。

"慎药"是指慎重用药。慎药包括两个方面的内容:一是无病慎药,二是有病慎药。无论有病无病都不能随意用药。俗话说:"是药三分毒",因为药物都有其偏性,既有正作用,也有副作用。其副作用的药害有时会胜于病害。所以中医反对无病服药,反对治病乱用药。中医强调必须因故用药、必须慎重用药,不能滥补妄攻,不能随意用药。否则因药生害、因药致病、因药重病,甚者因药致死。即使人参、甘草这些平和补益药,若无故用之,也会致害。因此,《冷庐医话·慎药》曰:"药以养生,亦以伤生,服食者最宜慎之。"《医学源流论·用药如用兵》曰:"圣人之所以全民生也,五谷为养,五果为助,五畜为益,五菜为充。而毒药则用以攻邪,故虽甘草、人参,误用致害,皆毒药之类也。"《备急千金要方·食治》曰:"药性刚烈,犹若御兵,兵之猛暴,岂容妄发!"《景岳全书·范序》曰:"兵之虚实成败,其机在于俄顷;而医之寒热攻补,其差不容于毫发,熟谓医与兵之不相通哉?"另外,中医养生有三慎原则,即"慎食""慎药""慎怒"。慎药对养生也非常重要,不可忽视。

"非危不战"与"中医慎药"是兵法讲究慎战和中医讲究慎药。其理是一致的。

四 结语

兵法与中医同出于中国文化,都承载着中华民族古代先哲的聪明才智而广泛流传。两者同源逆流,思路方法又殊途同归,相互渗透。在中医学形成和发展的历史长河中,古代医家除了汲取当时的儒学、道学、法学,以及阴阳学说、五行学说、天文、地理、气象、历法等的成就外,还汲取了兵法思想,从而,形成了独特的中医学理论体系。望、闻、问、切如同搜集敌情;辨证论治如同战略战术的制订;处方用药如同老将用兵。最后,用徐灵胎在《医学源流论》中"用药如用兵"篇中的一句话来结束这一讲,这就是"孙武子十三篇,治病之法尽之矣。"

(李 博 任 伟)